Silberbauer Petra

Meditationen Seelenruhe 2

Mit 36 verschiedenen Meditationen zur Entspannung, Harmonie und zum Auftanken der Lebensenergie

Bibliographische Information der Deutschen Nationalbibliothek
Die Deutsche Nationalbibliothek verzeichnet diese Publikation in der deutschen Nationalbibliographie; detaillierte bibliographische Daten sind im Internet über http://dnb.d-nb.de abrufbar.

Rechtliche Hinweise

Autor des Buches: © 2022 Petra Silberbauer

Layout und Satz des Buches: Angelina Schulze

Korrekturlesen: Sonja Esser

Umschlaggestaltung: Angelina Schulze

Coverbild: © Romolo Tavani – Adobe Stock

Verlag:
Angelina Schulze Verlag
Am Mühlenkamp 15, 38268 Lengede

verlag@angelina-schulze.com

https://angelina-schulze-verlag.de
https://as-infothek.de

1. Auflage Oktober 2022

ISBN: 9783967382075

Inhaltsverzeichnis

Einleitung

In diesem zweiten Band Seelenruhe schenke ich mein Augenmerk den Meditationen.

Es ist eine Möglichkeit Körper und Geist in Einklang zu bringen. Eine Entspannungstechnik zur Harmonisierung und zum Auftanken der Lebensenergie.
Den eigenen Körper bewusst wahrzunehmen und die Energie fließen zu lassen. Den Atem zu beobachten und positive Affirmationen mit einzubauen. Diese Texte sind einfach formuliert, so dass sie auch für Anfänger geeignet sind. Es sollte nicht zu spirituell werden. Ich möchte Sie neugierig machen.

In diesem Buch habe ich mich auch an das Thema „Rauhnächte" herangewagt. Es ist ein sehr umfangreiches Thema, das ganze Bücher füllen. Ich möchte Sie gerne in dieses Thema hineinschnuppern lassen und neugierig machen.

Sie können die Meditation im Lotos- oder Schneidersitz am Boden, im Stehen, im Liegen oder auf einem Stuhl sitzend durchführen. Sie können die Texte auch für sich passend kürzen.
In meiner Zeit als Autorin habe ich weit über 400 Texte geschrieben, die man in meinen Büchern findet. Die Texte entstanden aus meinen Gedanken und sind einzigartig. Bei der Anzahl kann es natürlich sein, dass man Ähnlichkeiten im Netz findet. Dies wäre rein zufällig.
Dieses Buch ist kein Garant für Entspannung. Es soll Ihnen Ideen auf dem Weg dorthin geben. Diese Texte ersetzen keinen Arztbesuch. Sollten Sie beim Lesen Unwohlsein verspüren oder sollten in irgendeiner Form Probleme auftreten, brechen Sie bitte sofort ab.
Nun wünsche ich Ihnen eine gute Entspannung.

Namaste.

Wurzelchakra

Nimm eine für Dich entspannte, sitzende Position ein.

Diese kann im Schneidersitz oder im Lotussitz sein.

Bei Bedarf lege Dir gerne ein Kissen unter Dein Gesäß.

Du kannst Dich auch auf einen Stuhl setzen oder Deinen Rücken entspannt an einer Wand anlehnen.

Es ist Deine Wohlfühlposition für die Zeit währende der Meditation.

Räkle und strecke Dich in eine aufrechte Wirbelsäulenposition hinein.

Erleichtere damit den Fluss des Chis, Deine Lebensenergie.

Schließe Deine Augen, um ganz bei Dir sein zu können oder senke sanft Deinen Blick nach unten und innen.

Nimm noch einen tiefen Atemzug und lasse los.

Dies kann gerne mit dem Ausdruck eines tiefen Seufzers einhergehen.

Lege Deine Hände in einer für Dich entspannten Position ab.

Als Konzentrationshilfe kannst Du mit Deinen Händen das Chin-Mudra formen.

Hierzu berühren sich Daumen und Zeigefinger ganz sanft und formen einen Kreis, die anderen Finger bleiben ausgestreckt.

Die Hände finden einen entspannten Platz auf den Oberschenkeln.

Lasse Deine Intuition entscheiden, was gut für Dich ist.

Spüre in Deine Intuition hinein.

Du kannst Deiner Intuition vertrauen.

Lenke Deine Aufmerksamkeit auf Deinen Atem.

Lasse ihn kommen und gehen.

Nimm die Schwingungen Deines Atems im Körper wahr.

Gib Dich diesem Atemerlebnis hin.

Verweile hier für einen Moment.

Spüre, wie Du mit jedem Atemzug immer mehr bei Dir selbst ankommst und loslassen kannst.

Lenke Deine Aufmerksamkeit nach innen.

Begib Dich auf die Reise zum Wurzelchakra, auch Muladhara genannt.

Es ist eines der sieben Haupt Chakren und ist am Ende Deiner Wirbelsäule, am Steißbein, zu finden.

Es verbindet Dich mit der Mutter Erde und schenkt Dir Sicherheit und Urvertrauen.

Fühle, spüre und finde Dich in Deinem Wurzelchakra wieder.

Bleibe dabei wertfrei.

Fühlst Du Dich wohl in Deiner Haut oder plagen Dich gar Zweifel oder Unbehagen?

Wenn Du Dich in Dir wohl fühlst, bist Du im Einklang mit Deinem Körper.

Zweifelst Du an Dir?

Dann lerne Dich so zu akzeptieren, wie Du bist.

Jeder Mensch ist einzigartig.

Jeder Mensch hat andere Fähigkeiten und Fertigkeiten.

Und so ist es gut.

Stelle Dir vor, jeder Mensch wäre gleich?

Dann würden wir immer in unser Spiegelbild blicken.

Durch unsere Einzigartigkeit lernen wir voneinander, wir ergänzen uns und können uns gegenseitig helfen.

Eine andere Überlegung hierzu.

Wer oder was wäre das Nonplusultra?

Wer würde dies entscheiden?

Wirf nun einen Blick in Deine Kindheit zurück.

Hattest Du eine schöne und glückliche Kindheit?

Wenn nein, tut es mir leid für Dich und macht mich traurig.

Ich hoffe, Du konntest damit abschließen und Deinen Frieden mit der damaligen Situation finden.

Wenn nein, was braucht es, um mit der Vergangenheit abschließen zu können?

Blicke positiv nach vorne und hänge nicht in der Vergangenheit fest.

Das Leben ist viel zu kurz. Carpe diem.

Versuche Deinen Weg in die Balance zu finden.

Findest Du in Deiner Familie und / oder in Deiner Partnerschaft Halt?

Ich wünsche es Dir von ganzem Herzen.

Wenn es an Harmonie in der Familie oder Partnerschaft mangelt, versuche dafür eine Lösung zu finden.

Mal ist es leichter und mal ist es schwieriger.

Bei Bedarf nimm Hilfe von außen an.

Du bist nicht allein.

Finde wieder zu Deiner Balance.

Fühlst Du Dich mit der Natur verbunden?

Bist Du ein Naturmensch oder ein Stadtmensch?

Beobachte und bewerte nicht.

Stehst Du mit beiden Beinen fest im Leben?

Dann bist Du in Balance.

Wenn Du Deinen Halt verloren hast, versuche Deinen Anker wieder zu finden oder werfe ihn aus.

Hast Du Freude an der Bewegung?

Dann ist Dein Wurzelchakra aktiv.

Stelle Dir nun vor, Dein Wurzelchakra wird von der Farbe Rot ummantelt und eingehüllt.

Welches Gefühl entsteht in Dir?

Nimmst Du Wärme wahr?

Bleibe wertfrei.

Lenke Deinen Atem in Dein Wurzelchakra hinein.

Spüre, wie Du mit der Einatmung die Energie aus der Mutter Erde ziehen kannst.

Lasse dabei das Bild eines Baumes vor Deinem geistigen Auge entstehen.

Die Wurzeln verzweigen sich in der Mutter Erde und versorgen den Baum, und somit Dich, mit neuer Energie.

Mit der Einatmung verteilt sich neue, wohltuende Energie in Deinem Wurzelchakra und lässt dabei ein Gefühl von Erdung entstehen.

Mit der Ausatmung löst sich alles Negative von Dir und verschwindet in den Boden.

Sage Dir nun innerlich dreimal das Mantra: „LAM“ vor.

Spüre der Wirkung dieses Mantras nach.

Spüre in Dein Wurzelchakra hinein.

Gib nun noch einmal bewusst in die Erde ab, was Du nicht mehr brauchst und lasse los.

Schenke Deine Aufmerksamkeit wieder Deinem Atem und Deinem Körper.

Lasse Deinen Atem geschehen.

Spüre in Deinen Körper hinein und lasse nun intuitiv Bewegung entstehen.

Räkle Dich, strecke Dich oder gehe in eine kreisende Bewegung über.

Öffne sanft Deine Augen und komme wieder im Hier und Jetzt an.

Sage Dir innerlich dreimal folgende Affirmation vor:

„Ich stehe mit beiden Beinen im Leben“

oder „Ich bin mit der Erde verbunden“

oder „Ich lasse Altes los“.

Sakral Chakra

Nimm eine für Dich entspannte Meditationshaltung ein.

Diese kann in Shavasana, in der Rückenlage, auf dem Boden liegend sein.

Finde Dich in Deiner gewählten Position ein.

Wenn es noch einer Anspannung in Deinem Körper bedarf, um zur Entspannung zu kommen, dann mache das gerne.

Dies kann ein Räkeln oder ein Strecken sein.

Schließe Deine Augen, um ganz bei Dir sein zu können.

Lege Deine Hände, in eine für Dich entspannten Position ab.

Lenke Deine Aufmerksamkeit in das Sakral Chakra.

Es befindet sich eine Handbreit unter dem Bauchnabel, an der Spitze des Kreuzbeines.

Lenke Deine Aufmerksamkeit nun nach innen.

Begib Dich auf die Reise zum Sakral Chakra.

Es wird auch Svadhistana genannt.

Es ist das Chakra der Emotionen und der Gefühle.

Fühle, spüre und finde Dich in Deinem Sakral Chakra wieder.

Bleibe dabei wertfrei.

Bist Du offen für Neues oder fällt es Dir schwer Veränderungen zuzulassen?

Folgst Du dem Fluss des Lebens?

Oder haderst Du und bist ungeduldig, was Dir Dein Leben bringt?

Kannst Du in genau diesem Moment leben und ihn genießen?

Oder hältst Du an der Vergangenheit fest?

Machst Du Dir nur Gedanken über Deine Zukunft?

Was alles noch geschehen könnte, und vergisst dabei den Augenblick?

Wie gehst Du mit anderen Menschen um?

Fürsorglich und liebevoll?

Denkst Du nur an Dich selbst oder machst Du Dir auch Gedanken über das Wohlergehen anderer?

Nimmst Du Anteil an den Sorgen und Nöten Deiner Mitmenschen?

Vermeide ein Egoist zu sein oder gar einer zu werden.

Finde hierzu, die nötige Balance.

Versuche ein guter Freund oder eine gute Freundin zu sein.

Spielst und tanzt Du gerne?

Hast Du Freude an der Bewegung oder bist Du ein Bewegungsmuffel?

Ich bin mir sicher, es findet sich auch etwas für Dich, dass Dir Spaß machen könnte.

Kannst Du Dich leicht auf etwas Neues einlassen?

Brauchst Du feste Strukturen?

Bleibe wertfrei und finde die richtige Balance.

Liebst Du die Musik und die Unterhaltung mit all ihren Facetten?

Bevorzugst Du lieber die Stille und die Ruhe?

Bleibe wertfrei und finde die Balance.

Gehst Du achtsam mit anderen und anderem um?

Gehst Du achtsam mit Dir selbst um?

Bleibe hier für einen Moment und horche in Dich hinein.

Finde Deine Balance.

PAUSE

Verbinde Dich nun mit dem Sakral Chakra.

Lege dazu Deine Hände auf Deinen Unterleib auf.

Nimm wahr, wie sich mit der Einatmung der Bauch nach außen wölbt.

Nimm wahr, wie sich mit der Ausatmung der Bauch wieder senkt.

Spüre die Wärme der Hände auf dem Bauch.

Lasse diese Wärme tief in den Bauchraum eindringen und verteile sie.

Nimm nun die Farbe Orange in diese Vorstellung mit hinein.

Vielleicht entsteht dabei ein Wärmegefühl.

Gerne kannst Du Dir auch das Bild eines Kaminfeuers sein.

Verteile dieses Licht in Deinem Unterleib und spüre nach.

Sage Dir nun innerlich dreimal das Mantra: „VAM“ vor.

Spüre dem nach.

Lasse in Deinem Körper eine Welle entstehen.

Stelle Dir dazu die Wellenbewegung des Meeres vor.

Stelle Dir diese Naturgewalt vor.

Die Kraft, die uns die Schöpfung geschenkt hat.

Spüre die Lebendigkeit in Dir.

Spüre, den Fluss des Lebens.

Senke sanft Dein Kinn und schenke Dir ein inneres Lächeln.

Schenke Deinem Sakral Chakra ein inneres Lächeln.

Fühle das Pulsieren im Sakral Chakra.

Ich wünsche Dir, dass Du im Einklang mit Deinem Sakral Chakra bist.

Lenke Deine Aufmerksamkeit wieder auf Deine Atmung und Deinen Körper.

Bringe wieder eine Atemroutine in Deinen Körper hinein.

Sage Dir in Gedanken dreimal folgende Affirmation vor:

„Ich bin im Fluss des Lebens“.

Oder

„Ich fühle mich wohl in meinem Körper“.

Oder

„Ich nehme alle Gefühle wahr“.

Bringe nun wieder eine sanfte Bewegung in Deinen Körper und komme auf Deinem Platz an.

Nabel Chakra

Finde Dich in einer entspannten und angenehmen Meditationshaltung ein.

Lenke Deine Aufmerksamkeit auf Deinen Körper und in ihn hinein.

Komme in Ruhe an und lasse alle Anspannungen in Deinem Körper los.

Lasse Deinen Atem geschehen.

Er kommt und geht von ganz allein.

Konzentriere Dich auf Deinen Atem und gebe Deinem Geist Zeit zur Ruhe zu kommen.

Der Geist ist vergleichbar mit einem kleinen quengeligen Kind.

Ein Kind, das seine Augen und seine Ohren stets geöffnet hält und überall gleichzeitig sein möchte.

Lasse dem Geist Zeit sich zu sortieren und zur Ruhe zu finden.

Sei und bleibe geduldig.

Es gibt hier keinen Einschaltknopf und es geht los.

Den Geist zur Ruhe zu bringen dauert seine Zeit und will gelernt sein.

Schließe Deine Augen, um leichter in Dich hineinschauen zu können.

Du wirst so von äußeren Einflüssen weniger abgelenkt.

Lege Deine Hände, in einer für Dich entspannten Position ab.

Lenke Deine Aufmerksamkeit in das Nabel Chakra.

Es befindet sich zwischen dem Solarplexus und dem Bauchnabel.

Lenke Deine Aufmerksamkeit nun nach innen.

Begib Dich auf die Reise zum Nabel Chakra.

Es wird auch Manipura genannt.

Dieses Chakra steht für Selbstbewusstsein, Schaffenskraft, Vitalität und Energie.

Wenn Du möchtest, lege gerne Deine Hände auf den Bereich um Deinen Solarplexus.

Fühle, spüre und finde Dich im Nabel Chakra wieder.

Bleibe dabei wertfrei.

Übernimmst Du die Verantwortung in Deinem Leben?

Verantwortung für das, was Du tust, sprichst oder denkst?

Verantwortung Dir selbst oder jemand anderem gegenüber?

Gibst Du die Verantwortung lieber an andere ab?

Bleibe Dir gegenüber ehrlich.

Beobachte und bewerte nicht.

Finde Deine Balance.

Glaubst Du an Dich und Deine Fähigkeiten und Fertigkeiten?

Hast Du ein gutes und starkes Selbstbewusstsein?

Traust Du Dir etwas zu?

Wagst Du einen zweiten oder dritten Versuch?

Schmiedest Du Zukunftspläne?

Hast Du viele neue Ideen?

Soll alles so bleiben wie es ist?

Brauchst Du feste Strukturen für Deine Sicherheit und Deine Ordnung?

Bleibe wertfrei.

Bist Du ein herzlicher oder gar ein großzügiger Mensch?

Oder ging Dir diese Eigenschaft verloren, da Du schon des Öfteren ausgenutzt wurdest?

Dann lasse Dich nicht unterkriegen und dadurch verformen.

Es sind nicht alle Menschen so.

Bist Du eine gute Führungsposition oder wirkst Du gerne aus dem Verborgenen?

Finde Deine Balance.

Schicke Deinen Atem in den Bauchraum.

Mit der Einatmung bewegt sich der Bauch weg von der Wirbelsäule.

Mit der Ausatmung bewegt sich der Bauch zur Wirbelsäule hin.

Schicke nun die Farbe Gelb in Deine Bauchgegend.

Stelle Dir vor, der Bauchnabel und der Solarplexus strahlen wie eine Sonne.

Die Strahlen der Sonne werden ausgesandt und verteilen sich im ganzen Körper.

Jede Zelle Deines Körpers wird versorgt.

Die Farbe Gelb stärkt Dein Chakra und auch Dein Selbstbewusstsein.

Sage Dir nun innerlich dreimal das Mantra: „RAM“ vor.

Spüre dem nach.

Sage Dir innerlich folgende Affirmation vor:

„Ich überwinde meine Ängste“

oder

„Es ist okay, Fehler zu machen“

oder

„Ich kann meine Ziele erreichen“.

Verweile hier für einen Moment.

Spüre in Deinen Körper hinein.

Wie geht es Dir?

Wie fühlst Du Dich?

Wenn Dir danach ist, lasse einen tiefen Seufzer entstehen.

Komme wieder ganz bei Dir an.

Herz Chakra

Mache es Dir in der Rückenlage bequem.

Lege Dich so hin, dass es Dir gut und immer besser geht.

Lasse Deine Beine locker auseinanderfallen oder wenn Du sie aufgestellt hast locker zueinander fallen.

Bei Bedarf lege Dir eine Rolle unter Deine Knie.

Lasse Deinen Atem wie von selbst geschehen.

Atme tief ein und aus.

Lege nun Deine Hände oberhalb des Bauchnabels ab.

Dabei dürfen sich die Fingerspitzen gerne berühren.

Spüre die angenehme Wärme der Hände auf dem Bauch.

Komme ganz bei Dir an.

Schließe gerne Deine Augen, wenn dies nicht schon längst geschehen ist.

Spüre, wie sich das Gefühl der Entspannung immer mehr in Dir und in Deinem Körper ausbreitet.

Es entsteht ein angenehmes Gefühl.

Du fühlst Dich wohl und wohler.

Ich lade Dich nun zu einer kleinen Meditationsreise ein.

Lenke Deine Aufmerksamkeit in das Herz Chakra.

Es befindet sich in der Mitte des Brustbeines.

Lenke Deinen Augenmerk nun nach innen.

Begib Dich auf die Reise zum Herz Chakra.

Es wird auch Anahata genannt.

Dieses Chakra steht für die Liebe, das Einfühlungsvermögen, das Mitgefühl und die Vergebung.

Wenn Du möchtest, lege gerne Deine Hände oder eine Hand auf Dein Herz.

Fühle, spüre und finde Dich im Herz Chakra wieder.

Bleibe dabei wertfrei.

Gehst Du liebevoll und achtsam mit Dir und anderen um?

Wenn es nicht so ist, welchen Grund gibt es dafür?

Kannst Du an der Situation etwas ändern?

Wer oder was hat Dich so verletzt oder hart wie Stein werden lassen?

Versuche wieder in die Balance zu kommen und lasse es zu, dass Dein Herz wieder heilt und weich wird.

Lasse es zu, dass der Panzer sich um Dein Herz herum wieder öffnen kann.

Hast Du ein gutes Immunsystem?

Wenn nicht, versuche Dein Herz Chakra zu stärken und hole Dir ärztliche Hilfe.

Bist Du ein hilfsbereiter Mensch?

Erwartest Du für Deine Hilfsbereitschaft eine Gegenleistung?

Wenn man etwas gibt, kommt es auf irgendeine Art und Weise wieder zurück.

Vielleicht hast Du diese Erfahrung schon einmal gemacht.

Handle edel und frei.

Sehe Dich als ein Ritter oder als ein Pfadfinder.

Bist Du dankbar für alles, was Dir das Leben schenkt?

Nimmst Du an, was Dir das Leben schenkt, oder haderst Du mit Deinem Schicksal?

Unser Lebensweg ist uns vorbestimmt.

Mal ist er sanft und leicht.

Mal ist er hart und schwer.

Alle kommen wir an unser Ziel.

Schicke nun die Farbe Grün in Dein Herz.

Wenn Du möchtest, kannst Du eine Hand auf das Herz legen.

Sage Dir nun innerlich dreimal das Mantra: „YAM“ vor.

Spüre die harmonisierende Wirkung dieses Mantras.

Sage Dir nun innerlich dreimal folgende Affirmation vor:

„Ich höre den Klang meines Herzens“

oder

„Ich nehme mein Leben genauso an, wie es kommt“

oder

„Ich bin dankbar“.

Spüre dem nach.

Lasse Deine Atemzüge wieder tiefer und intensiver werden.

Spüre die neu entfachte Energie in Dir.

Öffne Deine Augen und nimm alles um Dich herum wieder wahr.

Öffne Dein Herz und lasse die Liebe zu Dir selbst und zu anderen fließen.

Namaste.

Hals Chakra (Kehl Chakra)

Setze oder lege Dich entspannt hin und schließe Deine Augen.

Dehne und strecke Dich, sodass Du Dich auf Deinem Platz wohlfühlst und in Ruhe ankommst.

Atme ein und aus.

Lasse so den Fluss des Atems entstehen.

Komme ganz bei Dir an.

Dein Rücken liegt bequem auf dem Boden, lehnt an einer Wand oder an einer Stuhllehne.

Du spürst diese Unterstützung, die Dir und Deinem Rücken guttun.

Vielleicht entsteht sogar ein sanftes Wärmegefühl in Deinem Rücke.

Vielleicht empfindest Du es auch als ein sanftes Handauflegen.

Stelle Dir dabei vor, wie jemand sanft seine Hand auf Dich legt.

Es entsteht das Gefühl beschützt zu werden.

Du fühlst Dich ruhig, gelöst und entspannt.

Lenke Deine Aufmerksamkeit in das Hals Chakra.

Es befindet sich um den Kehlkopf herum.

Lenke Deine Aufmerksamkeit nun nach innen.

Begib Dich auf die Reise zum Hals Chakra.

Es wird auch Vishudda genannt.

Dieses Chakra steht für die Kommunikation.

Fühle, spüre und finde Dich im Hals Chakra wieder.

Bleibe dabei wertfrei.

Wie hört sich Deine Stimme an?

Wie empfindest Du Deine Stimme?

Ist es eine angenehme Stimme?

Fühlt es sich komisch an?

Bleibe wertfrei.

Hört man Dir gerne zu oder kannst Du gut zuhören?

Kannst Du andere mit Deinen Worten fesseln, weil Du so wortgewandt bist?

Fällt es Dir eher schwer die richtigen Worte zu finden?

Das ist manchmal wirklich nicht so einfach.

Aber nichts zu sagen, macht es in manchen Situation auch nicht besser.

Bleibe wertfrei und finde die Balance.

Sagst Du immer die Wahrheit?

Neigst Du dazu manchmal zu einer Notlüge zu greifen?

Wie fühlst Du Dich danach?

Gehst Du aufgerichtet durchs Leben oder machst Du Dich lieber klein und unscheinbar?

Bist Du wissenschaftlich oder technisch interessiert oder versiert?

Findest Du Dich hier irgendwo wieder?

Bleibe wertfrei.

Tauche Deinen Kehlkopf nun in ein himmelblaues Licht und spüre dem nach.

Breite dieses Licht in Deinem Rachenraum aus.

Sage Dir nun innerlich dreimal das Mantra: „HAM“ vor.

Spüre dem nach.

Spüre in das Zentrum der Sprache hinein.

Vielleicht nimmst Du ein sanftes Vibrieren wahr.

Sage Dir nun dreimal im Stillen folgende Affirmation vor:

„Aus meinem Herzen spricht die Wahrheit“

oder

„Ich vertraue meiner Intuition“

oder

„Ich finde die passenden Wörter“.

Lenke Deine Aufmerksamkeit auf Deinen Körper zurück.

Fühle der Stärkung des Hals Chakras nach.

Intensiviere Deine Atemzüge und spüre wie die Luft durch Dein Hals Chakra strömt.

Lasse Schwingungen in Deinem ganzen Körper entstehen und bewege Dich in der Form wieder, die Dir jetzt guttut.

Öffne Deine Augen und komme wieder auf Deinem Platz an.

Stirn Chakra

Mache es Dir bequem.

Lege Dich oder setze Dich so hin, dass es Dir gut und immer besser geht.

Stelle Dir vor, Du bist in eine Decke eingehüllt.

Vielleicht liegt Deine Kuscheldecke griffbereit neben Dir, denn sie gibt Dir ein Gefühl der Geborgenheit und Wärme.

Du kannst so leichter loslassen und das Entspannungsgefühl kann sich leichter einstellen.

Dein Atem geht ruhig und gleichmäßig, so wie es der Körper vorsieht.

Lenke Deine Aufmerksamkeit in das Stirn Chakra.

Es befindet sich zwischen Deinen Augenbrauen.

Es liegt mittig zwischen dem Kronenchakra und dem Kehl Chakra.

Man sagt auch „Drittes Auge“ dazu.

Lenke Deine Aufmerksamkeit nun nach innen.

Begib Dich auf die Reise zum Stirn Chakra.

Es wird auch Ajna genannt.

Dieses Chakra lenkt Deine Intuition und Deinen Halt im Leben.

Es verbindet Dich mit Deiner Seele.

Fühle, spüre und finde Dich im Stirn Chakra wieder.

Bleibe dabei wertfrei.

Bist Du im Leben ruhig und besonnen?

Fällt Dir das leicht?

Hast Du ein gutes Gedächtnis oder fällt es Dir schwer, Dir etwas zu merken?

Kannst Du Dir etwas gut vorstellen?

Hast Du eine blühende Fantasie?

Nimmst Du Visionen wahr oder denkst Du das ist alles Humbug?

Bist Du spirituell oder kannst Du damit nichts anfangen?

Magst Du die Philosophie oder ist das für Dich eine sogenannte schwere Kost?

Bleibe wertfrei.

Tauche nun die Stirn in ein dunkles Violett.

Gerne kannst Du Dir auch die Farbe Indigoblau vorstellen.

Verteile dieses Licht um die Stirn.

Nimm Deinen sechsten Sinn wahr.

Sage Dir innerlich dreimal das Mantra: „OM“ vor.

Spüre dem nach.

Lenke Deine Aufmerksamkeit auf das „Dritte Auge“ und werfe einen Blick nach innen.

Versuche Deinen Geist zur Ruhe zu bringen.

Sage Dir innerlich dreimal folgende Affirmation vor:

„Ich vertraue meinem inneren Lehrer"
oder

„Meine Gedanken sind friedvoller Natur"

oder

„Ich vertraue darauf, dass ich weiß, was gut für mich ist".

Spüre dem nach.

Spüre noch einmal in Deinen Körper hinein.

Spüre noch einmal in die Farbe Violett oder Indigoblau hinein.

Lasse nun die Farbe aus Deinem Körper abfließen.

Bringe wieder eine sanfte Bewegung in Deinen Körper.

Dehne und strecke Dich und komme wieder über Deine Lieblingsseite zum Sitzen zurück.

Öffne langsam wieder Deine Augen.

Vertraue Deiner Intuition.

Kronen Chakra

Finde Deine Position, in der Du gut verweilen kannst.

Liegend, sitzend oder auch angelehnt auf einem Stuhl.

Mache es Dir so bequem und angenehm wie möglich.

Wenn Du angekommen bist, schließe gerne Deine Augen.

Innere Bilder können so leichter vor Deinem geistigen Auge erscheinen und entstehen.

Du darfst die Augen auch gerne geöffnet lassen und den Blick sanft nach unten senken.

Es ist Deine Wohlfühlposition für die Zeit der Meditation.

Lenke Deine Aufmerksamkeit in das Kronen Chakra.

Es befindet sich über Deinem Scheitelpunkt in Deiner Aura.

Es verbindet Dich mit dem Göttlichen.

Lenke Deine Aufmerksamkeit nun nach innen.

Begib Dich auf die Reise zum Kronen Chakra.

Es wird auch Sahasrara genannt.

Fühle, spüre und finde Dich im Kronen Chakra wieder.

Es ermöglicht Dir die Verbindung zu Dir selbst.

Es ermöglicht Dir eine Verbindung zu Deinem Bewusstsein und zu Deinen Visionen.

Bleibe wertfrei.

Findest Du Dich in sanften Bewegungen wieder?

Sei es im Yoga, Qi Gong oder Tanz?

Tut Dir das gut?

Hast Du ein gutes Rhythmusgefühl und liebst die Musik?

Bist Du ein entspannter Mensch oder hetzt Du von einem Termin zum anderen hin und her?

Hast Du eine magische Anziehungskraft, der keiner entfliehen kann?

Kannst Du in Stille und Ruhe verweilen?

Beobachte und bewerte nicht.

Tauche Deine Aura nun in ein weißes Licht und spüre nach.

Möchtest Du lieber die Farbe Gold verwenden, dann mache das gerne.

Anstatt Deiner Aura kannst Du Dir auch einen Schutzmantel in weiß oder gold vorstellen.

Lasse nun das helle Licht über Deine Kopfkrone hinab, entlang Deiner Wirbelsäule fließen.

Am Steißbein angekommen taucht es in die Erde ein und fließt weg.

Der Kreislauf beginnt von Neuem.

Fühle diese Kraft und Energie, die Dich nährt.

Sage Dir innerlich dreimal das Mantra: „AUM“ oder „OM“ vor.

Spüre dem nach.

Verabschiede Dich von dem Schutzmantel oder der Aura und sage Dir dreimal folgende Affirmation vor:

„Ich vertraue meinem Leben“

oder

„Es hat alles seinen Sinn“

oder

„Ich werde geliebt“.

Spüre nach.

Nimm Deine Aura oder Deinen Schutzmantel noch einmal wahr.

Es ist ein schönes Gefühl.

Du bist gestärkt und möchtest Dich gerne wieder bewegen.

Nimm diesen Impuls auf.

Öffne langsam wieder Deine Augen.

Namaste.

P:S. Du kannst Dich in der Geschichte für die Farbe Weiß oder Gold entscheiden. Ferner für Aura oder Schutzmantel.

Ich habe quasi vier Geschichten zu einer gemacht

Fundament und Stabilität

Begib Dich an einen ruhigen Ort, an dem Du gut entspannen kannst.

Finde Dich dort in einer bequemen Position wieder und lasse es zu, dass sich Harmonie in Dir ausbreiten kann.

Packe alles, was Dich belastet in einen Rucksack hinein und stelle diesen ganz weit weg von Dir.

Zeit für Dich und Zeit für Deinen Körper.

Senke Deine Schultern und ziehe sie weit weg von Deinen Ohren.

Dem Gefühl der Anspannung folgt das Gefühl der Entspannung.

Erlaube Deinem Gedankenkarussell still zu stehen und sich eine kleine Auszeit zu gönnen.

Schließe Deine Augen, um einen leichteren Blick in Dein Inneres erhaschen zu können.

Gehe achtsam mit Dir und Deinem Körper um.

Lenke Deine Aufmerksamkeit nun auf Dein Wurzel Chakra.

Es ist das Fundament und die Basis.

Hier geht es um das Thema Urvertrauen und dem Gefühl zu Hause zu sein, akzeptiert zu werden so wie man ist.

Hier ist der Sitz Deines Selbstvertrauens und Deiner Dir vermittelten Werte.

Stelle Dir gerne einen Baum vor.

Einen Baum Deiner Fantasie.

Am Ende des Baumes ist die Baumkrone zu finden und am anderen Ende breiten sich die Wurzeln aus.

Sie bahnen sich einen Weg in das Erdreich und geben dem Baum Halt.

Das Fundament, um standhaft zu bleiben, wenn der Wind aufkommt und es stürmisch wird.

Die Wurzeln versorgen den Baum mit Wasser und Nährstoffen.

Stelle Dir nun vor, Du bist ein Baum.

Ein Baum, dessen Bild in Deiner Fantasie entsteht.

Aus Dir bahnen sich Wurzeln einen Weg in die Erde, wie es auch die Natur vorsieht.

Spüre der Verbindung mit der Mutter Erde nach.

Sie trägt Dich, behütet Dich und versorgt Dich mit allem, was Du brauchst.

Genauso wie Eltern ihr Kind oder ihre Kinder behüten und für sie da sind.

Ihre Aufgaben sind vielseitig, ob Versorger, Beschützer, Heiler oder Tröster. Nur um einige davon aufzuzählen.

Dir fällt bestimmt noch etwas anderes ein.

Wie schön ist das Gefühl der Geborgenheit, wenn man umarmt oder in den Arm genommen wird.

Ein zärtliches Streicheln oder gar ein Kuss, als Zeichen der Liebe.

Das Gefühl, zu Hause angekommen zu sein.

Ist das nicht schön?

Spüre dem nach.

Stelle Dir vor, Du umarmst einen Baum.

Spüre dabei die Kraft des Baumes.

Nimm seine Ecken und Kanten wahr.

Spüre die Stabilität des Baumes und fühle die Stabilität in Dir.

Wenn Du das nächste Mal spazieren gehst probiere es aus.

Lasse vor Deinem inneren Auge das Bild einer grünen Wiese entstehen.

Wenn Du das nächste Mal barfuß läufst, spüre in Deine Basis hinein.

Spüre die Kontaktpunkte zur Erde.

Nimm das saftige Gras der Wiese und die bunten Wiesenblumen, die auf ihr blühen, wahr.

Vielleicht ist das Gras noch etwas feucht vom Morgentau.

Nimm die Unebenheiten unter Dir wahr.

Das Fundament bleibt bestehen.

Bringe Dein Wurzelchakra in Balance und mache Dir Dein zu Hause in ein reales zu Hause.

Einen Ort, der Dir Halt gibt und wo Du Dich wohlfühlst.

Ein stabiles Fundament.

Achte auf Deine Gesundheit.

Lebe und esse gesund und gönne Dir auch mal eine Pause.

Eine Pause, wie genau in diesem Moment.

Entpacke Deinen Terminkalender.

Was ist wichtig?

Was ist wirklich wichtig?

Was ist Dir wichtig?

Was ist anderen wichtig?

Vielleicht spürst Du, dass Dir Entspannung guttut.

Dann baue es in Deinen Alltag ein.

Beginne mit kleinen Zielen oder Veränderungen, so stellt sich der Erfolg leichter und schneller ein.

Es ist noch kein Meister vom Himmel gefallen.

Nimm noch einmal Kontakt zu Deiner Basis auf.

Spüre in Dein Wurzel Chakra hinein.

Vielleicht spricht es zu Dir und äußert seine Bedürfnisse?

Höre einmal genau hin.

PAUSE

Jedes Haus braucht sein Fundament für Stabilität.

Jeder Mensch braucht ein Fundament für Stabilität.

Ich wünsche Dir ein gutes Fundament.

Verabschiede Dich von Deinem Baumerlebnis und Deinem Wurzel Chakra.

Du kannst Dir die Bilder jederzeit wieder vor Augen führen.

Fühle ein Vertrauen in Dir selbst aufsteigen und auch den Wunsch nach Bewegung.

Öffne Deine Augen und nimm diese Stabilität mit in Dein Leben hinein.

Entdecke Dein Zentrum der Lebenslust

Suche Dir einen angenehmen Platz aus.

Wenn Du möchtest, komme in der Rückenlage an.

Räkle und strecke Dich gerne in die Position hinein.

Es soll Dir gut und immer besser gehen.

Gönne auch Deinen Augen eine kleine Auszeit und schließe sie.

Lasse Deine Augenlider sanft über Deine Augäpfel gleiten.

Lege Deine Hände auf Deinen Bauch und spüre in Dein Sakral Chakra hinein.

Dein Atem erledigt nebenbei seine Aufgabe von allein.

Er versorgt Dich mit ausreichender Energie und Sauerstoff.

Lenke Deine Aufmerksamkeit in den Bauchraum.

Im Sakral Chakra befinden sich Themen wie Lebenslust, Emotionen, Begehren, Zeugung und Intimität wieder.

Ebenso die Kreativität und die Ethik.

Es ist ein sehr sensibler Bereich.

Wirf nun einen Blick in die Körpermitte.

Nimm Kontakt zu Deinem Beckenboden auf.

Vereinfacht gesagt ist der Beckenboden der muskulär - bindegewebsartige untere Abschluss des kleinen Beckens.

Stelle ihn Dir als eine Hängematte in der Farbe Orange vor.

Erspüre dieses Farberlebnis.

Wie fühlt sich diese Farbe für Dich an?

Die Hängematte kann voller Spannung oder kraftlos sein.

Visualisiere Deine Lebenslust in die Hängematte hinein.

Visualisiere Deine Emotionen in die Hängematte hinein.

Gehst Du mit Leichtigkeit durch Dein Leben und bist voller Lebenslust?

Fallen Dir Deine Schritte zurzeit schwer und Deine Hängematte hängt durch?

Ist Dein Leben geprägt von schönen Emotionen?

Befindest Du Dich gerade in einer Zeit von Traurigkeit oder Hilflosigkeit?

Dann versuche Deine Hängematte wieder auf Spannung zu bringen.

Wie gehst Du mit dem Thema Intimität und Ethik um?

Respektierst Du die Privatsphäre anderer?

Gehst Du auch mit Dir selbst achtsam um?

Bleibe bei Dir und nimm Kontakt zu Deiner Hängematte auf.

Spüre sanft in Dich hinein.

Wenn Du Dich nicht mehr wohlfühlst breche bitte rechtzeitig ab.

Gehe achtsam mit den aufkommenden Emotionen um.

Bleibe wertfrei.

Bist Du ein kreativer Mensch?

Hast Du einen grünen Daumen oder hast Du ein gutes Händchen für das Künstlerische?

Macht es Dir Freude zu dekorieren oder zu gestalten?

Dann ist Deine Hängematte gut gefüllt.

Vielleicht braucht Deine Hängematte keine Kreativität?

So wie es ist, ist es gut und so wird es sein.

Sind Dir Werte im Leben wichtig?

Schau in Deine Hängematte hinein.

Findest Du dort Ehrlichkeit, Verlässlichkeit, Freundschaft, Treue, Nächstenliebe oder auch andere Werte?

Ich bin mir sicher, Deine Hängematte ist damit gut gefüllt.

Wie fühlen sich Werte für Dich an?

Werte sind wichtig für unser Leben.

Nimm nun Kontakt zu Deinem Beckenboden auf.

Spüre in Deine Körpermitte hinein.

Tauche Deinen Beckenboden in ein orangefarbenes Licht.

Spüre in Deinen Beckenboden hinein.

Er stützt Deine inneren Organe und sorgt unter anderem für eine aufrechte Haltung.

Er unterstützt die Muskulatur beim Sprechen und Singen.

Geht es Deiner Körpermitte gut, geht es auch Dir gut.

Spreche mit Deiner Körpermitte und stärke sie.
Es tut euch beiden gut.

Verabschiede Dich vom orangefarbenen Licht.

Verabschiede Dich vom Sakral Chakra.

Vielleicht hast Du Dich gerade etwas besser kennengelernt.

Wie fühlst Du Dich?

Ich hoffe gut.

Öffne langsam wieder die Augen und nimm alles um Dich herum wahr.

Schüttle Arme und Beine aus und bringe eine sanfte Bewegung in Deinen Körper.

Intensiviere Deine Atmung und Bewegung und erlaube Dir die Lust am Leben.

Energieball und Bauchgefühl

Tauche nun langsam mit mir in die Magie der Meditation ein.

Mache es Dir dazu in der Rückenlage bequem.

Lege Dich so hin, dass sich das Gefühl der Entspannung einstellen kann.

Lasse Deine Füße locker auseinanderfallen oder – wenn Du die Beine lieber aufgestellt hast – die Knie locker zueinander fallen.

Wenn es Dir guttut, lege gerne eine Rolle oder ein Kissen unter Deine Kniekehlen.

Lege Deine Arme bequem neben Dir ab.

Schließe Deine Augen, um ganz bei Dir sein zu können.

Lasse den Ballast von Deinen Schultern mit jeder Ausatmung abfallen.

Steinchen für Steinchen.

Lasse alle Anspannungen Deines Körpers los.

Mache es Dir so angenehm wie möglich.

Lasse Deinen Atem geschehen.

Er kommt und geht, wie die Wolken am Himmel.

Begleite mich auf eine Meditation und höre dem ruhigen Klang meiner Stimme zu.

Lege Deine Hände auf die Gegend um Deinen Bauchnabel.

Nimm Kontakt zu Deinem Nabel Chakra auf.

Spüre die Wärme der Hände auf Deinem Bauch.

Nimm gleichzeitig die Auf- und Ab Bewegung Deines Bauches wahr.

Mit der Einatmung wölbt sich der Bauch in Richtung Deiner Hände.

Mit der Ausatmung senkt sich der Bauch in Richtung Wirbelsäule.

Im Nabel Chakra begegnen wir unter anderem folgende Themen wie Mut, Tatkraft, Energie, Talente und die mentale Stärke.

Hast Du darüber schon mal nachgedacht, welche Stärken und Talente in Dir schlummern?

Sagst Du immer die Wahrheit?

Bist Du ein ehrlicher Mensch?

Bringst Du zu Ende was Du angefangen hast?

Fällt es Dir leicht oder schwer durchzuhalten?

Schiebst Du die Dinge vor Dich her oder erledigst Du diese zeitnah?

Spüre nun in Deinen Bauchraum hinein.

Tauche ihn in ein gelbes Licht.

Stelle Dir nun einen gelben Energieball vor.

Spüre das Pulsieren des Energieballes.

Lasse es zu, dass sich die Energie des Balles in Deinem ganzen Körper verteilt.

Fülle jede Zelle Deines Körpers damit auf.

Spüre, wie sich ein angenehmes Gefühl in Deinem Bauch und in Deinem Körper ausbreitet.

Du bist ruhig, gelöst und entspannt.

Wo befindet sich Deine Intuition?

Bei manchen befindet sich die Intuition im Bauchraum.

Besser bekannt als unser Bauchgefühl.

Spüre in Deine Intuition hinein.

Vertraust Du Deinem Bauchgefühl?

Hat es Dich schon mal vor Schaden bewahrt und war Dein persönlicher Schutzengel?

Nimm Kontakt zu Deinem Bauchgefühl auf und bedanke Dich bei ihm.

Bedanke Dich bei diesem gelben Energieball.

Werde Dir bewusst, was so alles in Dir steckt.

Verweile hier für einen kurzen Moment, ich hole Dich dann wieder zurück.

PAUSE

Verabschiede Dich von Deinem Energieball und lenke Deine Aufmerksamkeit wieder auf den Raum und in diesen Moment.

Öffne Deine Augen und finde Dich in der Realität wieder.

Bringe Bewegung in Deinen Körper.

Löse Dich von meiner Stimme.

Öffne Dein Herz

Nimm eine Position ein, in der Du bequem liegen oder sitzen kannst.

Sorge dabei gut für Dich.

Kuschle Dich gerne in eine Decke hinein.

Richte Dir Deinen Entspannungsplatz so ein, dass Du Dich wohlfühlst.

Spüre in Deine Füße und Beine hinein.

Lasse alle Anspannungen in diesen Bereichen los.

Spüre in Deine Hände und Arme hinein.

Lasse alle Anspannungen in diesen Bereichen los.

Spüre in Deine Schultern und in Deinen Nacken hinein.

Lasse alle Anspannungen in diesen Bereichen los.

Spüre in Deinen Rücken hinein.

Lasse alle Anspannungen in diesem Bereich los.

Spüre in Deinen Hinterkopf hinein.

Lasse alle Anspannungen in diesem Bereich los.

Spüre in Dein Gesäß hinein.

Lasse alle Anspannungen in diesem Bereich los.

Spüre in Deinen Körper hinein.

Lasse alle Anspannungen in Deinem Körper los.

Zeit für Dich und Zeit für Deinen Körper.

Wenn Du möchtest, schließe Deine Augen.

Lasse alle Anspannungen um Deine Augenpartien los.

Spüre Deinen Körper.

Spüre Deinen Körper beim Nichts-Tun und erlaube es ihm.

Spüre Deinen Körper geschützt im Zustand der Ruhe.

Finde nun durch Achtsamkeit zur Entspannung.

Gib nun bewusst alle unnötigen Aktivitäten auf.

Sei nur da, wach und lebendig.

Gib nun bewusst alle Anspannungen Deines Körpers in den Boden ab und lasse los.

Bleibe entspannt.

Gedanken und Geräusche mögen kommen und gehen, so wie die Wolken am Himmel.

Du nimmst sie wahr, ohne sie zu beeinflussen oder zu bewerten.

Du hast Dir eine angenehme Atmosphäre für Deine Meditation geschaffen.

Lenke Deine Aufmerksamkeit nun in Deine Herzgegend und in Dein Herz Chakra.

Im Herz Chakra befindet sich der Sitz der Seele und der Liebe.

Als Themen tauchen Freude, Leichtigkeit, Harmonie, Balance, Dankbarkeit, Vergebung und noch vieles mehr auf.

Bist Du verliebt?

Wie fühlt sich das an?

Erhöht sich der Herzschlag, wenn Du verliebt bist?

Empfindest Du Wärme in der Herzgegend?

Wie fühlt es sich an, wenn Dir schwer um das Herz wird?

Wenn Dein Herz gebrochen wird?

Ich wünsche Dir Liebe in Deinem Leben und in Deinem Herzen.

Ich wünsche Dir kein Herz aus Stein.

Die Seele ist tief in unseren Herzen zu finden.

Schöne Erinnerungen werden in unseren Herzen aufbewahrt.

Personen, die wir gehen lassen mussten, bleiben tief in unserem Herzen lebendig.

Dankbarkeit erwärmt das Herz.

Wie geht es Dir, wenn jemand eine Entschuldigung von Dir angenommen hat? Bestimm gut.

Zu Vergeben oder auch Vergebung zu erfahren ist ein schönes Gefühl.

Finde die Balance im Herz Chakra.

Möge die Liebe ein Wegbegleiter in Deinem Leben sein.

Blicke in Dein Herz hinein und öffne es.

Lasse die Liebe zu Dir selbst und zu anderen fließen.

Mit diesem Gefühl komme im Hier und Jetzt an.

Kommunikation

Wähle eine Position, die sich gerade jetzt für Dich gut anfühlt.

Mache es Dir in dieser Position bequem.

Gibt es noch irgendetwas, das Dich ablenken könnte?

Dein Handy, Deine Brille, ein Kleidungsstück oder eine Unebenheit?

Dann hast Du jetzt noch die Gelegenheit dazu dies zu korrigieren.

Fühle in Dich hinein und scanne Deinen Körper.

Fühle, wie Du zur Ruhe kommst.

Atme tief ein und mit dem Ausatmen lasse los.

Lasse alle Gedanken los.

Nur sein.

Kein Zweck, kein Ziel, keine Notwendigkeiten.

Zeit für Dich selbst.

Ich lade Dich auf eine kleine Meditation ein.

Lenke Deine Aufmerksamkeit in das Hals Chakra.

Im Hals Chakra finden sich die Themen Sprache, Gesang, Kommunikation, Musik und vieles mehr wieder.

Denk einmal darüber nach, ein gesprochenes Wort kann man nicht zurücknehmen.

Es ist gesagt.

Gehst Du achtsam mit Deinen Worten um?

Denkst Du daran, dass Du vielleicht jemanden mit Worten verletzen könntest?

Vielleicht hast Du so eine Erfahrung schon einmal selbst gemacht?

Versuchen wir erst nachzudenken und dann zu sprechen.

Singst Du gerne?

Vielleicht so wie ich beim Autofahren?

Oder verwendest Du den Duschkopf als Mikrofon?

Singen tut gut und ist gesund, es wirkt wie eine Medizin

Lasse Dich nicht von ein paar falschen Tönen abschrecken.

Niemand ist perfekt.

Wer entscheidet was sich gut anhört?

Sagst Du immer die Wahrheit?

Kennst Du das Gefühl, wenn es einem die Stimme verschlägt?

Wenn etwas geschehen ist, was uns sprachlos macht.

Der Körper automatisch eine Schutzposition einnimmt.

Manchmal hat man auch einen Frosch im Hals.

Es fallen einem einfach nicht die richtigen Worte ein.

Worte können guttun oder verletzen.

Gehe achtsam mit Deinen Worten um.

Lenke Deine Aufmerksamkeit wieder auf Deinen Körper zurück.

Öffne Deine Augen und spüre noch einmal in Deinen Hals hinein.

Bringe wieder Bewegung in Deinen Körper.

Ich bin mir sicher, Du findest heute die richtigen Worte.

6. Sinn / Intuition

Komme in einer für Dich angenehmen Meditationshaltung an.

Eine Position, in der Du gut verweilen kannst.

Schließe gerne Deine Augen, wenn es nicht schon längst geschehen ist.

Zeit für Dich und Zeit für Deinen Körper.

Zeit, einen Blick nach innen zu werfen.

Zeit, Dich besser kennenzulernen und wahrzunehmen.

Gehe dabei achtsam mit Dir um.

Beobachte und bewerte nicht.

Ich lade Dich auf eine kleine Meditationsreise ein.

Lenke Deine Aufmerksamkeit auf das Stirn Chakra.

Hier spiegeln sich Themen wie Intuition, Hellsehen, Visionen, Geist und Fantasie wider.

Im Stirn Chakra befindet sich der sechste Sinn.

Du findest hier Deine Intuition.

Andere verbinden mit der Intuition ihr Bauchgefühl.

Spüre in Dich hinein, wo sich Deine Intuition befindet.

Lege gerne Deine Hand auf diese Stelle und spüre nach.

Tauche in Deine Intuition ein und sei dankbar dafür, dass es sie gibt.

Sie kann Dir im Leben vieles erleichtern.

Sie kann Dich vor Gefahren warnen und Dich beschützen.

Die Intuition ist für mich wie eine Art Schutzengel.

Liest Du gerne Bücher?

Tauchst Du dabei in eine Fantasiewelt ein?

Hast Du das Gefühl, dass Du dann live dabei bist?

Die Fantasiewelt kann eine heile Welt sein.

Ein Wunsch, wie es sein könnte.

Vergiss dabei nicht, wieder in die Realität zurückzukommen.

Hattest Du schon einmal Visionen?

Hast Du von der Zukunft geträumt und dieser Traum ist anschließend wahr geworden?

Manche Menschen haben diese Fähigkeiten.

Geht es Dir nicht auch manchmal so, dass Du heute manches anders siehst als zum Beispiel vor vier Wochen?

Wir entwickeln uns weiter und lernen im Fluss des Lebens immer wieder etwas Neues dazu.

Vielleicht hörst Du auch ab und zu in Deine Seele hinein.

Verweile hier für ein paar Momente und schenke Deinem Stirn Chakra etwas Aufmerksamkeit.

PAUSE

Finde Dich langsam wieder auf Deinem Platz ein.

Verabschiede Dich von Deinem sechsten Sinn und werde wieder aktiver in Deinen Bewegungen.

Aura

Komme in einer für Dich angenehmen Meditationshaltung an.

Eine Position, in der Du gut verweilen kannst.

Schließe gerne Deine Augen, wenn es nicht schon längst geschehen ist.

Zeit für Dich und Zeit für Deinen Körper.

Zeit für Stille und Zeit für Meditation.

Zeit für eine kleine Auszeit, um den Geist zur Ruhe zu bringen.

Zeit dem Gedankenkarussell Einhalt zu gewähren.

Gehe achtsam mit Dir um.

Werde ein wertfreier, stiller Beobachter.

Ich lade Dich auf eine kleine Meditationsreise ein.

Lenke Deine Aufmerksamkeit in das Kronen Chakra.

Die Themen Erleuchtung, Spiritualität, Meditation und Gottvertrauen stellen uns vor eine große Herausforderung.

Kannst Du Deine Aura wahrnehmen?

Es ist schwierig, da man sie nicht sehen kann.

Manche Menschen spüren sie sogar und anderen fällt es schwer.

Bleibe wertfrei.

Probieren wir es doch einmal aus.

Stelle Dir vor, über Deinem Kopf ist eine Schale.

In dieser Schale befindet sich pure Energie.

In dieser Schale befindet sich auch Deine Aura.

Stelle Dir nun vor, die Aura nimmt Deine Lieblingsfarbe an.

Die Schale neigt sich sanft zur Seite und verteilt die Aura um Deinen ganzen Körper.

Stelle es Dir als eine Art Schutzglocke vor.

Du kannst Dir auch gerne einen Schutzmantel vorstellen, falls die Schutzglocke ein Gefühl der Enge in Dir auslöst.

Spüre in Deine Aura hinein.

Wie fühlst Du Dich?

Beschützt und behütet?

Vielleicht spürst Du ein sanftes Kribbeln?

Vielleicht nimmst Du ein Energiefeld wahr?

Bleibe wertfrei.

Es ist schön, so ein Schutzschild zu besitzen.

Ein Schutzschild das dafür sorgt, dass die Energie von Dir auch bei Dir bleiben kann.

Spüre dem nach.

PAUSE

Verabschiede Dich von Deiner Aura und nimm meine Worte wieder wahr.

Wie leicht oder wie schwer fallen Dir Meditationen?

Unser Geist ist unruhig und immer in Bewegung.

Ihm Einhalt zu gebieten ist gar nicht so einfach.

Es ist sehr schwer an Nichts zu denken.

Das schafft man oft nur für einen Bruchteil von Sekunden.

Man kann versuchen, sich auf das Wesentliche zu konzentrieren, um sich so besser zu fokussieren.

Gib Deinen Gedanken einen Raum und stelle sie ab.

Bleibe ein Beobachter und vermeide es ein Betrachter zu sein.

Manche Yogarichtungen sind sehr spirituell und fühlen sich dort wohl.

Anderen fällt die Spiritualität sehr schwer.

Gut, dass es für jeden etwas Passendes gibt.

Wie sieht es mit Deinem Glauben aus?

Hast Du Gottvertrauen?

Spürst Du, dass es etwas gibt, das über uns steht, nicht sichtbar und doch irgendwie real und greifbar ist?

Bleibe einfach bei Dir und lasse Deine Gedanken entstehen.

Bleibe wertfrei.

Verweile hier für einen Moment.

Ich hole Dich dann wieder zurück.

PAUSE

Lenke Deine Aufmerksamkeit auf Deine Atmung und auf Deinen Körper zurück.

Verabschiede Dich von Deinem Stirn Chakra und komme wieder bei Dir selbst an.

Alles im Leben hat seinen Sinn.

Energiebälle

Suche Dir für Deine Meditation einen ungestörten Platz aus.

Mache es Dir dazu in der Rückenlage bequem.

Finde eine für Dich entspannte Armposition.

Lasse Deinen Körper entscheiden, ob er dabei die Handflächen nach oben oder nach unten zeigen lassen möchte.

Wenn Du so weit bist, schließe Deine Augen.

Innere Bilder können so leichter vor Deinem geistigen Auge entstehen und eine Ablenkung wird dadurch schwieriger.

Lenke Deine Aufmerksamkeit in den Bereich über Deinen Kopf.

Stelle Dir einen golden Energieball über dem Kopf vor.

Er kreist über dem Kopf und pulsiert sanft.

Er schickt ein goldenes Licht von den Haarspitzen bis hinunter zu den Zehenspitzen.

Er schenkt Dir die Energie, die Du brauchst, um das Kronen Chakra wieder aufzufüllen.

Verweile hier für einen Moment und spüre nach.

Du fühlst Dich ruhig, gelöst und entspannt.

Lenke Deine Aufmerksamkeit in den Bereich um Deine Stirn.

Stelle Dir nun einen indigoblauen Energieball über der Stirn vor.

Er kreist über der Stirn und pulsiert.

Er schickt ein indigoblaues Licht vom Scheitelpunkt des Kopfes bis hinunter zu den Zehenspitzen.

Er schenkt Dir die Energie, die Du brauchst, um das Stirn Chakra wieder aufzufüllen.

Verweile hier für einen Moment und spüre nach.

Du fühlst Dich ruhig, gelöst und entspannt.

Lenke Deine Aufmerksamkeit in den Bereich über Deinen Hals.

Stelle Dir einen hellblauen Energieball über dem Hals vor.

Er kreist über dem Hals und pulsiert.

Er schickt ein hellblaues Licht vom Kopf bis hinunter zu den Zehenspitzen.

Er schenkt Dir die Energie, die Du brauchst, um das Hals Chakra wieder aufzufüllen.

Verweile hier für einen Moment und spüre nach.

Lenke Deine Aufmerksamkeit in den Bereich über Deinem Herzen.

Er kreist über dem Herzen und pulsiert.

Stelle Dir einen grünen Energieball über dem Herzen vor.

Er schickt ein grünes Licht vom Kopf bis hinunter zu Deinen Zehenspitzen.

Er schenkt Dir die Energie, die Du brauchst, um das Herz Chakra wieder aufzufüllen.

Verweile hier für einen Moment und spüre nach.

.

Lenke Deine Aufmerksamkeit in den Bereich über Deinen Bauchnabel.

Stelle Dir einen gelben Energieball über dem Bauch vor.

Er kreist über dem Bauch und pulsiert.

Er schickt ein gelbes Licht vom Kopf bis hinunter zu den Zehenspitzen.

Er schenkt Dir die Energie, die Du brauchst, um das Nabel Chakra wieder aufzufüllen.

Verweile hier für einen Moment und spüre nach.

Du bist ruhig, gelöst und entspannt.

Lenke Deine Aufmerksamkeit in den Bereich über Deinem Beckenboden

Stelle Dir einen orangen Energieball über dem Beckenboden vor.

Er kreist über dem Beckenboden und pulsiert.

Er schickt ein oranges Licht vom Kopf bis hinunter zu den Zehenspitzen.

Er schenkt Dir die Energie, die Du brauchst, um das Sakral Chakra wieder aufzufüllen.

Verweile hier für einen Moment und spüre nach.

Du bist ruhig, gelöst und entspannt.

Lenke Deine Aufmerksamkeit in den Bereich Deines Steißbeines.

Stelle Dir einen roten Energieball über dem Steißbein vor.

Er kreist über dem Steißbein und pulsiert.

Er schickt ein rotes Licht vom Kopf bis hinunter zu den Zehenspitzen.

Er schenkt Dir die Energie, die Du brauchst, um das Wurzel Chakra wieder aufzufüllen.
Verweile hier für einen Moment und spüre nach.

Du bist ruhig gelöst und entspannt.

Lasse nun alle Energiebälle pulsieren und spüre nach, wie die Energie auf Dich übergeht.

Verweile hier für einen Moment und spüre nach.

Du bist ruhig, gelöst und entspannt.

Verabschiede Dich von den Energiebällen und lenke Deine Aufmerksamkeit auf Deine Atmung zurück.

Nimm das Heben und Senken Deines Brustkorbes wahr.

Nimm das Heben und Senken Deines Bauches wahr.

Finde Dich in Deinem Atemrhythmus wieder.

Bringe nun Bewegung in Deinen Körper.

Komme gestärkt aus der Meditation in die Realität zurück.

Namaste.

Yoga Nidra Körpermeditation (Kurz)

Mache es Dir in der Rückenlage bequem.

Lege Dich so hin, dass es Dir gut und immer besser geht.

Lasse Deine Beine locker auseinanderfallen oder wenn Du sie aufgestellt hast, locker zueinander fallen.

Finde eine bequeme Position, in der Du gut verweilen kannst.

Nimm Dir gerne eine Decke dazu, damit Dir nicht kalt wird.

Schließe Deine Augen.

Bleibe bewusst bei meinen Anweisungen und schlafe dabei nicht ein.

Sei entspannt, wach und klar.

Dein Atem, der Anker des Lebens, geschieht von allein.

Er weiß was zu tun ist.

Gedanken kommen und Gedanken gehen.

Sie ziehen vorbei, wie die Wolken am Himmel.

Bleibe ein Beobachter, gib ihnen einen Raum, bewerte aber nicht.

Mit jeder Ausatmung sinkst Du tiefer in Deine Unterlage hinein.

Mit jeder Ausatmung lässt Du immer mehr los.

Du findest Dich immer mehr im Zustand der Entspannung ein.

Spüre, wie Du ruhiger und entspannter wirst.

Wenn es noch eines Räkelns oder eines Streckens bedarf, dann lasse es geschehen.

Du entspannst Dich immer mehr.

Wenn Du möchtest, begleite mich nun auf eine Reise durch Deinen Körper.

Schenke Deinem rechten Daumen Deine uneingeschränkte Aufmerksamkeit.

Wandere weiter zum Zeigefinger – zum Mittelfinger –zum Ringfinger – zum kleinen Finger – zur Handinnenfläche – zum Handrücken –zum Handgelenk – zur ganzen rechten Hand.

Zur ganzen rechten Hand.

Lenke Dein Bewusstsein weiter in Deinen rechten Unterarm – den Ellbogen – dem Oberarm – das Schultergelenk – die Schulter – die Achselhöhle – in den ganzen rechten Arm.

In den ganzen rechten Arm.

In die ganze rechte Schulter.

In die ganze rechte Schulter.

Bleibe auf Deiner rechten Seite.

Lenke Deine Aufmerksamkeit auf die rechte Seite des Brustkorbes – den Rippen – der Taille – der Hüfte – des Hüftgelenks – des Beckens.

Zum rechten Oberschenkel – zum Knie – zum Unterschenkel.

Zum ganzen rechten Oberschenkel.

Zum ganzen rechten Bein.

Lenke Dein Bewusstsein weiter auf Dein rechtes Fußgelenk – dem Fußrücken – den großen Zeh – den zweiten Zeh – den dritten Zeh – den vierten Zeh – dem kleinen Zeh.

Dem ganzen rechten Fuß.

Dem ganzen rechten Fuß.

Die ganze rechte Seite.

Die ganze rechte Seite.

Schenke Deinem linken Daumen Deine uneingeschränkte Aufmerksamkeit.

Wandere weiter zum Zeigefinger – zum Mittelfinger – zum Ringfinger – zum kleinen Finger – zur Handinnenfläche – zum Handrücken – zum Handgelenk – zur ganzen linken Hand.

Zur ganzen linken Hand.

Lenke Dein Bewusstsein weiter.

Zum linken Unterarm – dem Ellbogen – dem Oberarm – dem Schultergelenk – zur Schulter – zur Achselhöhle – zum ganzen linken Arm.

Zum ganzen linken Arm.

Zur ganzen linken Schulter.

Zur ganzen linken Schulter.

Bleibe auf Deiner linken Seite.

Lenke Deine Aufmerksamkeit auf die linke Seite des Brustkorbes – den Rippen – der Taille – der Hüfte – des Hüftgelenks – des Beckens.

Zum linken Oberschenkel – dem Knie – dem Unterschenkel – zum ganzen linken Oberschenkel.

Zum ganzen linken Bein.

Lenke Dein Bewusstsein weiter auf Dein linkes Fußgelenk – dem Fußrücken – den großen Zeh – den zweiten Zeh – den dritten Zeh – den vierten Zeh – dem kleinen Zeh – zum ganzen linken Fuß.

Zum ganzen linken Fuß.

Zur ganzen linken Seite.

Zur ganzen linken Seite.

Richte nun Deine Aufmerksamkeit auf die Körperrückseite.

Lasse uns bei den Fersen beginnen.

Wandere weiter zu den Unterschenkelrückseiten – den Kniekehlen – den Oberschenkelrückseiten – dem Gesäß.

Dem unteren Rücken – dem mittleren Rücken – dem oberen Rücken – den Schulterblättern.

Die Oberarmrückseiten – die Ellbogen – die Unterarmrückseiten – die Handrückseiten.

Dem Nacken – dem Hinterkopf – dem Scheitel.

Die ganze Körperrückseite.

Die ganze Körperrückseite.

Lenke Deine Aufmerksamkeit auf Deinen Kopf.

Die Stirn – die Augenbrauen – die Augen – die Augenlider – dem Oberkiefer – dem Unterkiefer – die Nase – der Oberlippe – der Unterlippe – den Raum zwischen den Lippen – dem Kinn.

Dem ganzen Kopf.

Dem ganzen Kopf.

Das ganze Gesicht.

Das ganze Gesicht.

Konzentriere Dich nun auf Deine Körpervorderseite.

Beginne bei Deinem Hals – dem Schulterbereich – den Vorderseiten der Oberarme – den Ellbogen – den Vorderseiten der Unterarme – den Händen.

Der Vorderseite des Brustkorbes – dem Oberbauch – dem Nabel – dem Unterbauch.

Die Oberschenkelvorderseiten – die Knie – den Unterschenkelvorderseiten – den Füßen.

Die ganze Körpervorderseite.

Die ganze Körpervorderseite.

Die ganze Körpervorderseite und die ganze Körperrückseite.

Die ganze Körpervorderseite und die ganze Körperrückseite.

Der ganze Körper.

Der ganze Körper.

Nimm nun wahr, wie Dein Körper auf der Unterlage aufliegt.

Die Fersen – die Fußgelenke – die Unterschenkel – die Oberschenkel – die Kniekehlen.

Das Gesäß – der untere Rücken – der mittlere Rücken – der obere Rücken – die Schulterblätter.

Die Schultern – die Oberarme – die Ellbogen – die Unterarme – die Hände – die Handgelenke – die Finger - der Nacken – der Hinterkopf.

Fühle die Auflagenpunkte Deines Körpers und lasse Dich weiter und tiefer in Deine Unterlage sinken.

PAUSE.

Spüre Deinen Atem.

Beobachte Deinen Atem, wie er kommt und geht.

Lege Deine Hände auf Deinen Bauch.

Lenke Deine Aufmerksamkeit auf die Gegend um Deinen Bauchnabel herum.

Spüre das Heben und Senken des Bauches.

Schicke Deinen Atem bewusst in Deine Nase.

Nimm dort Deine Atmung wahr.

Spüre noch einmal in Deinen Körper hinein.

Du bist ruhig, gelöst und entspannt.

Du fühlst Dich ruhig, gelöst und entspannt.

Bringe langsam wieder Bewegung in Deinen Körper.

Öffne gerne wieder die Augen, um im Hier und Jetzt anzukommen.

Fühle Dich erfrisch und gestärkt.

Wenn Du so weit bist, komme über Deine rechte Seite wieder zum Sitzen zurück.

Körpermeditation Schwere

Finde Dich in einer Körperhaltung ein, in der es Dir gut und immer besser geht.

Werde Dir Deines Körpers bewusst und lasse alle Anspannungen in Deinen Muskeln los.

Komme sanft zur Ruhe und tauche in die Welt Deines Körpers ein.

Bleibe stiller Beobachter und bleibe wertfrei.

Nimm Deinen friedvollen Atem wahr.

Senke Deinen Blick sanft nach unten.

Wenn Du möchtest, lasse Deine Augäpfel sanft in Deinen Augenhöhlen ruhen und bedecke sie mit Deinen Augenlidern.

Spüre die Kontaktpunkte Deines Körpers auf Deiner Unterlage.

Sinke in Deine Unterlage ein.

Gib alles, was Du nicht brauchst, in die Erde ab.

Fühle Dich von der Erde geborgen und getragen.

Erlaube Deinem Körper zur Ruhe zu kommen.

Du bist ruhig, gelöst und entspannt.

Folge meinen Worten und stelle Dir in Gedanken die verschiedenen Körperteile vor, die Du von mir genannt bekommst.

Mache Dich auf die Reise zu Deiner Körpermeditation auf.

Lasse uns beginnen.

Deine Füße haben einen guten Kontakt zum Boden.

Du fühlst Dich geerdet.

Es entsteht angenehmes Gefühl.

Dieses Gefühl breitet sich in Deinem Körper aus.

Mit dem bewussten Wahrnehmen nimmst Du eine Verbindung zu Deinen Füßen auf.

Sage Dir innerlich dreimal folgenden Satz vor:

„Meine Füße sind schwer".

„Ich bin ruhig, gelöst und entspannt".

Deine Beine haben einen guten Kontakt zum Boden.

Ein angenehmes Gefühl breitet sich in Deinem Körper aus.

Mit dem bewussten Wahrnehmen nimmst Du eine Verbindung zu Deinen Beinen auf.

Sage Dir innerlich dreimal folgenden Satz vor:

„Meine Beine sind schwer".

„Ich bin ruhig, gelöst und entspannt".

Deine Hände haben einen guten Kontakt zum Boden.

Ein angenehmes Gefühl breitet sich in Deinem Körper aus.

Mit dem bewussten Wahrnehmen nimmst Du eine Verbindung zu Deinen Händen auf.

Sage Dir innerlich dreimal folgenden Satz vor:

„Meine Hände sind schwer".

„Ich bin ruhig, gelöst und entspannt“.

Deine Arme haben einen guten Kontakt zum Boden.

Ein angenehmes Gefühl breitet sich in Deinem Körper aus.

Mit dem bewussten Wahrnehmen nimmst Du eine Verbindung zu Deinen Armen auf.

Sage Dir innerlich dreimal folgenden Satz vor:

„Meine Arme sind schwer“.

„Ich bin ruhig, gelöst und entspannt“.

Deine Schultern haben einen guten Kontakt zum Boden.

Ein angenehmes Gefühl breitet sich in Deinem Körper aus.

Mit dem bewussten Wahrnehmen nimmst Du eine Verbindung zu Deinen Schultern auf.

Sage Dir innerlich dreimal folgenden Satz vor:

„Meine Schultern sind schwer“.

„Ich bin ruhig, gelöst und entspannt“

Dein Nacken schwebt sanft über dem Boden.

Ein angenehmes Gefühl breitet sich in Deinem Körper aus.

Mit dem bewussten Wahrnehmen nimmst Du eine Verbindung zu Deinem Nacken auf.

Sage Dir innerlich dreimal folgenden Satz vor:

„Mein Nacken ist schwer“.

„Ich bin ruhig, gelöst und entspannt“.

Dein Gesäß hat einen guten Kontakt zum Boden.

Ein angenehmes Gefühl breitet sich in Deinem Körper aus.

Mit dem bewussten Wahrnehmen nimmst Du eine Verbindung zu Deinem Gesäß auf.

Sage Dir innerlich dreimal folgenden Satz vor:

„Mein Gesäß ist schwer".

„Ich bin ruhig, gelöst und entspannt".

Dein Bauch und Deine inneren Organe ruhen sich aus.

Ein angenehmes Gefühl breitet sich in Deinem Körper aus.

Mit dem bewussten Wahrnehmen nimmst Du eine Verbindung zu Deinem Bauch und Deinen inneren Organen auf.

Sage Dir innerlich dreimal folgenden Satz vor:

„Mein Bauch und meine inneren Organe fühlen sich wohl".

„Ich bin ruhig, gelöst und entspannt".

Dein Rücken hat einen guten Kontakt zum Boden.

Ein angenehmes Gefühl breitet sich in Deinem Körper aus.

Mit dem bewussten Wahrnehmen nimmst Du eine Verbindung zu Deinem Rücken auf.

Sage Dir innerlich dreimal folgenden Satz vor:

„Mein ganzer Rücken ist schwer".

„Ich bin ruhig, gelöst und entspannt".

Dein Körper hat einen guten Kontakt zum Boden.

Ein angenehmes Gefühl breitet sich in Deinem Körper aus.

Mit dem bewussten Wahrnehmen nimmst Du eine Verbindung zu Deinem Körper auf.

Sage Dir innerlich dreimal folgenden Satz vor:

„Mein Körper ist schwer".

„Ich bin ruhig, gelöst und entspannt".

„Ich bedanke mich für dieses Wunderwerk".

Spüre nach.

Du bist heute mit Deinem Körper in Verbindung getreten.

Du hast Kontakt zu ihm aufgenommen und ihn bewusst wahrgenommen.

In Deinem Körper geschieht vieles automatisch.

Schenke ihm ein inneres Lächeln und sage einmal „Danke".

Verteile dieses Lächeln in Deinem ganzen Körper.

Lasse dieses Lächeln auch in Deinem Gesicht entstehen.

Bringe so wieder Bewegung in Deinen Körper und öffne gerne wieder Deine Augen.

Fühle Dich wie neu geboren.

Info: Du kannst anstatt dem Wort schwer auch das Wort leicht verwenden.

Körpermeditation Wärme

Ich lade Dich ein, Dir es auf Deinem Platz bequem und gemütlich zu machen.

Komme in Ruhe auf Deiner Unterlage an.

Schließe gerne Deine Augen und lasse alle Anspannungen in Deinem Körper los.

Dein Atem hilft Dir dabei.

Lasse mit jeder Ausatmung immer mehr los.

Begleite mich in Deine Körperwelt.

Stelle Dir vor, vor Dir steht eine Kerze.

Diese Kerze strahlt Energie, Licht und Wärme aus.

Stelle Dir vor, dass die Energie der Kerze auf Dich übergeht.

Stelle Dir vor, dass die Wärme der Kerze auf Dich übergeht.

Stelle Dir vor, dass das Licht der Kerze auf Dich übergeht.

Das Licht und die Wärme breiten sich nach und nach in Deinem Körper aus und füllen ihn mit neuer Energie auf.

Stelle Dir nun vor, wie Licht und Wärme auf Deine Hände auftreffen.

Deine Hände strahlen im Licht der Kerze.

Du spürst die Wärme der Kerze auf Deinen Händen.

Sage Dir nun innerlich dreimal den Satz vor:

„Meine Hände sind warm“.

Stelle Dir nun vor, wie Licht und Wärme auf Deine Arme auftreffen.

Deine Arme strahlen im Licht der Kerze.

Du spürst die Wärme der Kerze auf Deinen Armen.

Sage Dir nun innerlich dreimal den Satz vor:

„Meine Arme sind warm".

Stelle Dir nun vor, wie Licht und Wärme auf Deine Schultern auftreffen.

Deine Schultern strahlen im Licht der Kerze.

Du spürst die Wärme der Kerze auf Deinen Schultern.

Sage Dir nun innerlich dreimal den Satz vor:

„Meine Schultern sind warm".

Stelle Dir nun vor, wie Licht und Wärme auf Deinen Nacken auftreffen.

Dein Nacken strahlt im Licht der Kerze.

Du spürst die Wärme der Kerze auf Deinem Nacken.

Sage Dir nun innerlich dreimal den Satz vor:

„Mein Nacken ist warm".

Stelle Dir nun vor, wie Licht und Wärme auf Deine Füße auftreffen.

Deine Füße strahlen im Licht der Kerze.

Du spürst die Wärme der Kerze auf Deinen Füßen.

Sage Dir nun innerlich dreimal den Satz vor:

„Meine Füße sind warm".

Stelle Dir nun vor, wie Licht und Wärme auf Deine Beine auftreffen.

Deine Beine strahlen im Licht der Kerze.

Du spürst die Wärme der Kerze auf Deinen Beinen.

Sage Dir nun innerlich dreimal den Satz vor:

„Meine Beine sind warm".

Stelle Dir nun vor, wie Licht und Wärme auf Dein Gesäß auftreffen.

Dein Gesäß strahlt im Licht der Kerze.

Du spürst die Wärme der Kerze auf Deinem Gesäß.

Sage Dir nun innerlich dreimal den Satz vor:

„Mein Gesäß ist warm".

Stelle Dir nun vor, wie Licht und Wärme auf Deinen Bauch auftreffen.

Dein Bauch strahlt im Licht der Kerze.

Du spürst die Wärme der Kerze auf Deinem Bauch.

Sage Dir nun innerlich dreimal den Satz vor:

„Mein Bauch ist warm".

Stelle Dir nun vor, wie Licht und Wärme auf Deinen Rücken auftreffen.

Dein Rücken strahlt im Licht der Kerze.

Du spürst die Wärme der Kerze auf Deinem Rücken.

Sage Dir nun innerlich dreimal den Satz vor:

„Mein Rücken ist warm".

Stelle Dir nun vor, wie Licht und Wärme auf Dein Gesicht auftreffen.

Dein Gesicht strahlt im Licht der Kerze.

Du spürst die Wärme der Kerze auf Deinem Gesicht.

Sage Dir nun innerlich dreimal den Satz vor:

„Mein Gesicht ist warm".

Stelle Dir nun vor, wie Licht und Wärme auf Deinen Körper auftreffen.

Dein Körper strahlt im Licht der Kerze.

Du spürst die Wärme der Kerze auf Deinem Körper.

Sage Dir nun innerlich dreimal den Satz vor:

„Mein Körper ist warm".

Du fühlst Dich ruhig, gelöst und entspannt.

Du fühlst Dich ruhig, gelöst, entspannt und warm.

Du fühlst Dich ruhig, gelöst, entspannt, warm und mit neuer Energie aufgetankt.

Spüre dem nach.

Wenn Du so weit bist, bringe wieder Bewegung in Deinen Körper und komme zum Sitzen zurück.

Farbatmung

Nimm für die folgende Meditation eine für Dich bequeme Haltung ein.

Vielleicht hast Du schon Deine Lieblingsposition gefunden oder Du bist noch am Ausprobieren.

Ich bin mir sicher, Du findest es irgendwann heraus, indem Du mit Deinem Körper in Kontakt trittst und ihm zuhörst.

Gib Dir einfach Zeit.

Mit jeder weiteren Meditation fällt es Dir leichter.

Beobachte und bewerte nicht.

Höre auf die Stimme Deines Körpers und finde Dich in der Stille ein.

Finde eine Position für Deine Hände und Arme, so dass Du auch im Schulterbereich entspannen und loslassen kannst.

Bringe auch ein Gefühl der Entspannung in Deine Finger.

Sie dürfen loslassen und haben sich eine Pause verdient.

Schenke Deinem Schulterbereich kurz Deine Aufmerksamkeit und ziehe Deine Schultern weit weg von den Ohren.

Lasse dabei Deinen Ballast von Deinen Schultern fallen.

Mit jedem Atemzug ein kleines bisschen mehr.

Stelle Dir vor, wie ein Berg aus Steinen immer kleiner wird.

Wie Stein für Stein auf die Erde herabfallen und dort liegen bleiben.

Vielleicht hilft es Dir, wenn Du einen tiefen Seufzer aus Deinem Mund ausstößt oder herzhaft gähnst.

Spüre nach, wie gut das tut.

Wenn Du Dich in Deiner Meditationshaltung eingefunden hast, wende Dich dem Anker des Lebens zu.

Kannst Du Deinen Atem wahrnehmen und hören?

Wenn Du tiefer in Dein Atemerlebnis eintauchen möchtest, schließe mit der nächsten oder übernächsten Ausatmung Deine Augen.

Komme immer mehr zur Ruhe.

Wende Deine Aufmerksamkeit Deinem Gesicht zu.

Lasse alle Anspannungen in Deinem Gesicht los.

Stelle Dir vor, jemand berührt sanft Dein drittes Auge.

Dieses befindet sich zwischen Deinen Augenbrauen.

Du spürst, wie Du immer mehr loslassen kannst.

Konzentriere Dich nun ganz auf Dich und erlebe genau diesen Moment im Hier und Jetzt.

Lasse Deine Gedanken vorbeiziehen wie die Wolken am blauen Himmel.

Lenke Deinen Fokus auf Deine Atmung.

Nimm wahr, wie Dein Anker des Lebens ausgeworfen und eingeholt wird.

Nimm Deinen Einatem wahr.

Atmest Du durch beide Nasenlöcher ein?

Es fühlt sich an, als ob zwei Strohhalme die Luft in Deinen Körper einsaugen würden.

In Deiner Nase reinigt sich die Luft und gibt den Sauerstoff in Deinen Körper ab.

Spüre dem nach.

Atmest Du durch den Mund ein?

Dann nimm den sanften Lufthauch in Deiner Mundhöhle wahr.

Dazu brauchst Du nur Deine Lippen ein kleines bisschen öffnen.

Beobachte und bewerte nicht.

Nimm Deinen Ausatem wahr.

Atmest Du durch die Nase wieder aus?

Verlässt die verbrauchte Luft Deinen Körper durch die zwei Kanäle der Nase?

Die Energie verbleibt in Deinem Körper.

Atmest Du durch den Mund wieder aus?

Nimmst Du den Lufthauch wahr, der durch Deinen Mund ausströmt?

Bleibe wertfrei.

Hast Du schon einmal darüber nachgedacht, ob Dein Ausatem oder Dein Einatem länger ist?

Bleibe wertfrei und spüre nach.

Versuche den Ausatem länger als den Einatem geschehen zu lassen.

Wie tief und intensiv sind Deine Atemzüge?

Spürst Du eine Bewegung in Deinen Schlüsselblättern?

Spürst Du eine Bewegung in Deinem Brustkorb?

Spürst Du eine Bewegung in Deinem Bauch?

Spürst Du eine Bewegung in all diesen Körperteilen?

Spüre nach und bleibe wertfrei.

Vielleicht nimmst Du es auch als eine sanfte Schwingung wahr.

Atmest Du laut oder leise?

Wie nimmst Du Dein Atemerlebnis wahr?

Ich lade Dich nun ein Dir etwas vorzustellen.

Hole Dir in Gedanken Deine Lieblingsfarbe zur Hand.

Mit Deiner nächsten Einatmung atme diese Farbe ein und verteile sie in Deinem ganzen Körper.

Mit jedem Atemzug erstrahlt Dein Körper immer mehr in dieser Farbe.

Die Energie der Farbe verbleibt in Deinem Körper.

Vielleicht hast Du Dir die Farbe Rot ausgesucht und es entsteht gleichzeitig das Gefühl von Wärme in Deinem Körper?

Vielleicht hast Du Dir die Farbe Blau ausgesucht und es entsteht gleichzeitig das Gefühl von Kühle in Deinem Körper?

Bleibe wertfrei und nimm wahr, was in Deinem Körper passiert.

Verweile hier für einen Moment.

Ich hole Dich dann wieder zurück.

PAUSE

Verabschiede Dich von Deinem Farbatemerlebnis und lasse mit der nächsten Ausatmung die Farbe aus Deinem Körper herausströmen.

Lasse Deinen Anker des Lebens einfach geschehen.

Danke, dass Du mich auf dieses Atemerlebnis begleitet hast.

Bringe wieder Bewegung in Deinen Körper und öffne mit dem nächsten oder übernächsten Atemzug Deine Augen.

Finde Dich in diesem Moment wieder.

Werde Dir Deines Körpers bewusst

Komme entspannt in der Rückenlage an.

Gib Dir die Erlaubnis, zur Ruhe kommen zu dürfen.

Nimm Deinen Körper wahr.

Herrscht in Deinem Körper ein Spannungsgefühl?

Dann schicke Deinen Atem dorthin und lasse los.

Wenn es eines Räkelns oder eines Reckens bedarf, dann lasse es geschehen.

Hilft es Dir eine Hand auf die Stelle der Verspannung oder des Unwohlseins aufzulegen?

Dann mache das gerne.

Unterstütze dadurch Deinen Körper.

Spüre, wie sich Deine Muskulatur immer mehr entspannen kann.

Dein Körper lässt los und entspannt in Deine Unterlage.

Dein Körper lässt los und entspannt in den Boden.

Dein Körper lässt los und entspannt in die Mutter Erde.

Sie trägt und behütet Dich.

Du gleitest langsam in einen Zustand, der so ist, wie kurz vor dem Einschlafen.

Du bleibst wach und lauscht meiner sanften Stimme.

Solltest Du aus irgendeinem Grund abgelenkt werden, kehre wieder zu meiner Stimme zurück.

Lenke Deine Aufmerksamkeit auf Deinen gesamten Körper und schlüpfe in den Mantel der Ruhe und Stille.

Stelle Dir diese Ruhe und Stille gerne als Schutzmantel vor.

Mit der nächsten oder übernächsten Ausatmung begleite mich auf eine Körpermeditation.

Tauche in Deinen Körper ein und nimm ihn bewusst wahr.

Werde Dir der Körperteile bewusst, die ich Dir jetzt nennen werde.

Nimm sie mit Deinem inneren Auge wahr.

Bleibe dabei ruhig und entspannt.

Lausche nun meinen Worten:

Werde Dir Deiner rechten Hand bewusst.
Spüre in Deine rechte Hand hinein und lasse los.
Spüre in jeden einzelnen Finger hinein und lasse los.

Werde Dir Deiner linken Hand bewusst.
Spüre in Deine linke Hand hinein und lasse los.
Spüre in jeden einzelnen Finger hinein und lasse los.

Werde Dir beider Hände bewusst.
Spüre in beide Hände hinein und lasse los.
Spüre in alle Finger hinein und lasse los.

Sei dankbar für Deine Hände und Finger und für das, was sie für Dich tun.

Werde Dir Deines rechten Armes bewusst.
Spüre in Deinen rechten Arm hinein und lasse los.

Werde Dir Deines linken Armes bewusst.
Spüre in Deinen linken Arm hinein und lasse los.

Werde Dir beider Arme bewusst.
Spüre in beide Arme hinein und lasse los.

Sei dankbar für Deine Arme und für das, was sie für Dich tun.

Werde Dir Deines rechten Beines bewusst.
Spüre in Dein rechtes Bein hinein und lasse los.

Werde Dir Deines linken Beines bewusst.
Spüre in Dein linkes Bein hinein und lasse los.

Werde Dir beider Beine bewusst.
Spüre in beide Beine hinein und lasse los.

Sei dankbar für Deine Beine und für das, was sie für Dich tun.

Werde Dir Deines rechten Fußes bewusst.
Werde Dir aller Zehen bewusst.
Spüre in Deinen rechten Fuß und in die Zehen hinein und lasse los.

Werde Dir Deines linken Fußes bewusst.
Werde Dir aller Zehen bewusst.
Spüre in Deinen linken Fuß und in die Zehen hinein und lasse los.

Werde Dir beider Füße bewusst.
Werde Dir aller Zehen bewusst.
Spüre in beide Füße und in alle Zehen hinein und lasse los.

Sei dankbar für Deine Füße und Zehen und für das, was sie für Dich tun.

Werde Dir Deines Nackens bewusst.
Spüre in Deinen Nacken hinein und lasse los.

Sei dankbar für Deinen Nacken und für das, was er für Dich tut.

Werde Dir Deiner rechten Schulter bewusst.
Spüre in Deine rechte Schulter hinein und lasse los.

Werde Dir Deiner linken Schulter bewusst.
Spüre in Deine linke Schulter hinein und lasse los.

Werde Dir beider Schultern bewusst.
Spüre in beide Schultern hinein und lasse los.

Sei dankbar für Deine Schultern und für das, was sie für Dich tun.

Werde Dir Deines Rückens bewusst.
Spüre in Deinen Rücken hinein und lasse los.

Sei dankbar für Deinen Rücken und für das, was er für Dich tut.

Werde Dir Deines Bauches bewusst.
Spüre in Deinen Bauch hinein und lasse los.

Sei dankbar für Deinen Bauch und für das, was er für Dich tut.

Werde Dir Deines Gesäßes bewusst.
Spüre in Dein Gesäß hinein und lasse los.

Sei dankbar für Dein Gesäß und für das, was es für Dich tut.

Werde Dir Deines Gesichtes bewusst.
Spüre in Dein Gesicht hinein und lasse los.

Sei dankbar für Dein Gesicht und für das, was es für Dich tut.

Werde Dir Deines Kopfes bewusst.
Spüre in Deinen Kopf hinein und lasse los.

Sei dankbar für Deinen Kopf und für das, was er für Dich tut.

Werde Dir Deiner gesamten Körpervorderseite bewusst.
Spüre in Deine gesamte Körpervorderseite hinein und lasse los.

Sei dankbar für Deine gesamte Körpervorderseite und für das, was sie für Dich tut.

Werde Dir Deiner gesamten Körperrückseite bewusst.

Spüre in Deine gesamte Körperrückseite hinein und lasse los.

Sei dankbar für Deine gesamte Körperrückseite und für das, was sie für Dich tut.

Werde Dir Deines gesamten Körpers bewusst.
Spüre in Deinen gesamten Körper hinein und lasse los.

Sei dankbar für Deinen gesamten Körper und für das, was er für Dich tut.

Visualisiere jetzt Deinen Körper.

Nimm Deinen ganzen Körper wahr.

Wie fühlst Du Dich?

Ruhig, gelöst und entspannt?

PAUSE

Nun ist es Zeit für Deine Intuition.

Wenn Du möchtest, lege gerne eine Hand auf die Stelle auf, wo Du Deine Intuition bei Dir zu Hause ist.

Vielleicht ist es Dein Bauch, Dein Herz, Dein Kopf oder eine andere Stelle?

Entscheide einfach aus dem Bauch heraus.

Formuliere nun Deine Intention, Dein Sankalpa.

Formuliere einen positiven und prägnanten Satz für Dich.

Etwas, das tief aus Deinem Herzen kommt und vor Deinem geistigen Auge auftaucht.

Dieser Satz könnte zum Beispiel heißen:

„Liebevoll achte ich auf die Botschaften meines Körpers“.

Oder:

„Ich fühle mich jeden Tag wohler in meiner Haut“.

Oder:

„Ich akzeptiere mich so wie ich bin“.

Wiederhole diesen Satz dreimal in Stille.

Ich wünsche Dir, dass Dir Deine Intention in Erfüllung geht.

PAUSE.

Lenke Deine Aufmerksamkeit auf Deine Atmung.

Nimm Deinen Atemrhythmus wahr.

Nimm die Atembewegung in Deinem Körper wahr.

Frei und wie von selbst.

Verweile hier für ein paar Atemzüge.

Bleibe ruhig und entspannt.

Intensiviere nun Deine Atemzüge und bringe wieder eine sanfte Bewegung in Deinen Körper.

Komme wieder ganz bei Dir an.

Danke, dass Du mich auf diese Körpermeditation begleitet hast.

Wahrnehmung von Bildern

Bereite Dich auf Deine Meditation vor.

Finde einen Ort, an dem Du Dich wohlfühlst.

Einen Platz, der Ruhe und Gemütlichkeit für Dich ausstrahlt.

Dort sollte es auch warm sein.

Bei Bedarf kuschle Dich in eine Decke hinein.

Nichts sollte Dich einengen oder stören können.

Schalte gerne das Telefon ab oder hänge ein „Bitte nicht stören Schild“ an Deine Tür auf.

Erholende Zeit für Dich und Deinen Körper.

Bewege Deinen Kopf sanft von rechts nach links und lasse ihn dann mittig einpendeln.

Dein Körper sollte sich gut anfühlen.

Gib ihm die Möglichkeit einfach nichts zu tun.

Wenn Du möchtest, schließe Deine Augen.

Halte sie so lange geschlossen, bis die Meditation vorbei ist.

Lasse Dich darauf ein, Meditation zu erfahren und Entspannung wahrzunehmen.

Atme tief ein und aus.

Wenn dabei ein Seufzen entsteht, ist das völlig in Ordnung.

Möchte Dein Körper ein Gähnen loswerden, dann lasse ihn dies tun.

Mit jeder Ausatmung lasse alles vom heutigen Tag in den Hintergrund treten.

Lasse alle Gedanken und Sorgen los.

Stelle sie in einer Art Warteschleife im Raum ab.

Werde nur ihr Beobachter.

Betrachter wirst Du erst wieder zu einem späteren Zeitpunkt.

Hinterfrage und bewerte nicht.

Erlaube Dir ruhig zu sein.

Bringe nun ein Gefühl von innerer Gelassenheit in Deinen Körper.

Mit dem nächsten oder übernächsten Atemzug starten wir unsere Bilderreise.

Visualisiere Dir die Bilder, die ich Dir nennen werde.

Lasse diese Bilder vor Deinem geistigen Auge entstehen.

Gehe achtsam damit um.

Halte einen achtsamen Abstand.

Sollten Gefühle entstehen, lasse es zu.

Sollte ein Unwohlsein entstehen, breche die Meditation bitte ab.

Sollten sich Tränen ihren Weg nach draußen bahnen, lasse es geschehen.

Nimm einfach nur wahr, fühle und beobachte.

Wenn Du mit einem Bild nichts anfangen kannst, ist das völlig in Ordnung.

Hier geht es nicht um Leistungsdruck oder bestanden oder nicht bestanden.

Hier geht es um Dich.

Hier geht es um Dein Bilderlebnis.

Lasse uns beginnen:

Stelle Dir Dein Herz vor.

Nimm Dein Herz wahr.

Tauche Dein Herz in ein Licht ein.

Dieses Licht kann Deine Lieblingsfarbe sein.

In dem Herz entsteht Wärme.

Welche Farbe verbindest Du damit?

In dem Herz entsteht Kälte.

Welche Farbe verbindest Du damit?

In dem Herz entsteht Liebe.

Die Liebe zu Dir selbst.

Die Liebe zu einem anderen Menschen.

Die Liebe zu anderen Menschen.

Die Liebe zu den Tieren.

Welche Farbe verbindest Du damit?

Welche Bilder entstehen zu den nachfolgenden Wörtern?

Die da wären:

- Lebenslust
- Luftballon
- Schmetterlinge
- Ringe
- Streicheln
- Umarmung

Spüre ihnen nach.

PAUSE

Wie geht es Dir?

Konnten Bilder vor Deinem geistigen Auge entstehen?

Waren es angenehme oder unangenehme Bilder?

Bleibe wertfrei.

Danke, dass Du Dich auf das Bildererlebnis eingelassen hast.

Dein Körper ist ruhig, gelöst und entspannt.

Beginne Dich langsam wieder zu bewegen.

Von den Haarspitzen bis hinunter zu den Fußspitzen.

Recke Dich und strecke Dich.

Wenn Du gähnen möchtest, dann lasse es geschehen.

Öffne Deine Augen und nimm den Raum um Dich herum wieder wahr.

Lasse Dir die Zeit, die Du brauchst, um wieder zum Sitzen zu kommen.

Körperreise „Loslassen“

Komme in einer für Dich entspannten Position in der Rückenlage an.

Diese Position wird im Yoga auch Shavasana genannt.

Lege Deine Arme sanft auf dem Boden ab.

Lasse die Hände ihren Platz zum Entspannen finden.

Lege Deinen Kopf mittig ab und schließe Deine Augen.

Wenn Du dazu noch gerne Deinen Kopf von rechts nach links drehen möchtest, lasse es geschehen.

Pendel Deinen Kopf danach wieder mittig ein.

Lasse Deine Beine ihren Platz zum Entspannen finden.

In der Form von ausgestreckten oder aufgestellten Beinen.

Wende Dich nun Deinen Augen zu.

Möchtest Du sie geöffnet oder geschlossen lassen?

Deine Augen werden ihren Platz zum Entspannen finden.

Spüre nach, ob so alles für Dich angenehm ist.

Brauchst Du vielleicht eine Decke zum Zudecken oder eine Rolle unter die Knie?

Dann richte Dich so ein.

Komme in Deiner Entspannungsposition an.

Dir soll es gut und immer besser gehen.

Aufkommende Gedanken lasse vorbeiziehen wie die Wolken am Himmel.

Blende Störfaktoren in Deiner Wahrnehmung aus.

Bleibe bei Dir und komme bei Dir und in Dir an.

Sage Dir nun dreimal innerlich folgende Affirmation vor:

„Ich bin ruhig, gelöst und entspannt".

Werde Dir Deines Körpers bewusst.

Schenke Deine Aufmerksamkeit den unterschiedlichen Körperteilen in Deinem Körper.

Verweile für einen Moment und lasse mit jedem Atemzug immer mehr los.

Lasse alle Verspannungen und Schmerzen los.

Gib ihnen die Erlaubnis, aus Deinem Körper herauszuströmen und zu weichen.

Nimm noch ein paar tiefe Atemzüge und lasse uns mit der Reise beginnen.

Lenke Deine Aufmerksamkeit in Deine rechte Hand und in Deinen rechten Arm.

Mit jedem weiteren Atemzug lasse los und entspanne in den Boden.

Lasse alle Verspannungen und Schmerzen aus Deinem Körper herausströmen.

Lenke Deine Aufmerksamkeit in Deine linke Hand und in Deinen linken Arm.

Mit jedem weiteren Atemzug lasse los und entspanne in den Boden.

Lasse alle Verspannungen und Schmerzen aus Deinem Körper herausströmen.

Lenke Deine Aufmerksamkeit in Deinen rechten Fuß und in Dein rechtes Bein.

Mit jedem weiteren Atemzug lasse los und entspanne in den Boden.

Lasse alle Verspannungen und Schmerzen aus Deinem Körper herausströmen.

Lenke Deine Aufmerksamkeit in Deinen linken Fuß und in Dein linkes Bein.

Mit jedem weiteren Atemzug lasse los und entspanne in den Boden.

Lasse alle Verspannungen und Schmerzen aus Deinem Körper herausströmen.

Lenke Deine Aufmerksamkeit in Deinen unteren, mittleren und oberen Rücken.

Werde Betrachter Deiner Wirbelsäule.

Mit jedem weiteren Atemzug lasse los und entspanne in den Boden.

Lasse alle Verspannungen und Schmerzen aus Deinem Körper herausströmen.

Lenke Deine Aufmerksamkeit in Dein Gesäß.

Mit jedem weiteren Atemzug lasse los und entspanne in den Boden.

Lasse alle Verspannungen und Schmerzen aus Deinem Körper herausströmen.

Lenke Deine Aufmerksamkeit auf Deinen Bauch.

Mit jedem weiteren Atemzug lasse los und entspanne in den Boden.

Lasse alle Verspannungen und Schmerzen aus Deinem Körper herausströmen.

Lenke Deine Aufmerksamkeit in Deinen Schulterbereich.

Mit jedem weiteren Atemzug lasse los und entspanne in den Boden.

Lasse alle Verspannungen und Schmerzen aus Deinem Körper herausströmen.

Lenke Deine Aufmerksamkeit in Deinen Nacken.

Mit jedem weiteren Atemzug lasse los und entspanne in den Boden.

Lasse alle Verspannungen und Schmerzen aus Deinem Körper herausströmen.

Lenke Deine Aufmerksamkeit in Dein Gesicht und in Deine Stirn.

Mit jedem weiteren Atemzug lasse los und entspanne in den Boden.

Lasse alle Verspannungen und Schmerzen aus Deinem Körper herausströmen.

Lenke Deine Aufmerksamkeit in Deinen ganzen Körper.

Mit jedem weiteren Atemzug lasse los und entspanne in den Boden.

Lasse alle Verspannungen und Schmerzen aus Deinem Körper herausströmen.

Du fühlst Dich ruhig, gelöst und entspannt.

PAUSE

Lenke Deine Aufmerksamkeit auf Deinen Atem.

Mit jeder Ausatmung lasse die verbrauchte Luft los und entspanne in den Boden.

Mit jeder Einatmung nimm neue Energie in Deinen Körper auf.

Gib Deinem Körper Zeit, diese Energie im Körper zu verteilen.

Schenke auch der kleinsten Zelle Deines Körpers Deine uneingeschränkte Aufmerksamkeit.

PAUSE

Lenke Deine Aufmerksamkeit auf Dein „Drittes Auge“.

Es befindet sich zwischen Deinen beiden Augenbrauen.

Tauche in Dich hinein uns spüre noch einmal nach, ob es noch eine Stelle gibt, die Deiner Aufmerksamkeit Bedarf.

Horche in Deinen Körper hinein.

Lasse Deinen Körper los.

Du fühlst Dich ruhig, gelöst und entspannt.

Behalte dieses Gefühl und lasse eine sanfte Bewegung entstehen.

Nimm alles um Dich herum wieder wahr.

Konnte Dein Geist etwas zur Ruhe kommen?

Das würde mich sehr freuen.

Nimm noch ein paar tiefe Atemzüge.

Namaste.

Chakra Atemreise

Finde eine angenehme, ungestörte Position, in der Du gut verweilen kannst.

Komme ganz bei Dir und in Dir an.

Wenn Du möchtest, schließe dazu Deine Augen.

Atme ruhig und gleichmäßig ein und aus.

Mit jedem Einatmen nimmst Du positive Schwingungen in Dir auf.

Mit jedem Ausatmen lässt Du negative Schwingungen los.

Mit jedem Einatmen findet Dein Geist immer mehr zur Ruhe.

Mit jedem Ausatmen lässt Dein Geist Gedanken weiterziehen.

Du findest sanft zur Ruhe und Stille.

Stelle Dir nun die sieben Chakren vor.

Lasse uns von oben beginnen.

Das Kronen Chakra mit einem violetten Licht.

Das Stirn Chakra mit einem indigoblauen Licht.

Das Hals Chakra mit einem hellblauen Licht.

Das Herz Chakra mit einem grünen Licht.

Das Nabel Chakra mit einem gelben Licht.

Das Sakral Chakra mit einem orangen Licht.

Das Wurzel Chakra mit einem roten Licht.

Schicke Deinen Atem auf die Reise.

Atme in das Kronen Chakra hinein.

Lenke Deinen Atem über Deinen Kopf und lasse alles, was Du nicht mehr brauchst, los.

Mit jeder Ausatmung entspannst Du mehr und mehr.

Spüre dem nach.

Atme in das Stirn Chakra hinein.

Lenke Deinen Atem auf Deine Stirn und lasse alles, was Du nicht mehr brauchst, los.

Mit jeder Ausatmung entspannst Du mehr und mehr.

Spüre dem nach.

Atme in das Hals Chakra hinein.

Lenke Deinen Atem in Deinen Hals und lasse alles, was Du nicht mehr brauchst, los.

Spüre dem nach.

Atme in das Herz Chakra hinein.

Lenke Deinen Atem in Dein Herz und lasse alles, was Du nicht mehr brauchst, los.

Spüre dem nach.

Atme in Dein Nabel Chakra hinein.

Lenke Deinen Atem in Deine Gegend um den Bauchnabel herum und lasse los.

Spüre dem nach.

Atme in Dein Sakral Chakra hinein.

Lenke Deinen Atem in den Beckenboden und lasse alles, was Du nicht mehr brauchst, los.

Spüre dem nach.

Atme in Dein Wurzel Chakra hinein.

Lenke Deinen Atem in Dein Steißbein und lasse alles, was Du nicht mehr brauchst, los.

Spüre dem nach.

Verbinde mit Deinem nächsten Atemzug alle sieben Chakren.

Wenn es Dir möglich ist, nimm eine Verbindung vom Kronen Chakra bis hinunter zum Wurzel Chakra auf.

Lasse dabei einen tiefen Atemzug entstehen.

Dabei soll es Dir gut gehen.

Bei Bedarf verkleinere den Radius und stelle eine Verbindung von weniger Chakren her.

Lenke Deinen Atem so in Deine Chakra Energiebahn und lasse alles, was Du nicht mehr brauchst, los.

Spüre dem nach.

Verweile hier für ein paar Atemzüge.

Ich hole Dich dann wieder zurück.

PAUSE

Verabschiede Dich von Deinen Chakren und komme wieder bei Dir selbst an.

Lausche in Deinen Körper hinein.

Horche und spüre in Deine Atmung hinein.

Ich hoffe, Du fühlst Dich wohl.

Finde Deinen Weg aus der Entspannung und aus Deinem Atemerlebnis.

Kannst Du Dein Chi spüren?

Kräuter der Rauhnacht

Mache es Dir auf Deiner Unterlage in der Rückenlage bequem.

Du kannst gerne auch die Bauchlage wählen.

Zeit für Dich und Zeit für Deinen Körper.

Lege Dich so hin, dass es Dir gut und immer besser geht.

Lasse Deine Beine locker auseinanderfallen oder wenn Du sie aufgestellt hast – locker zueinander fallen.

Möchtest Du die Meditation lieber im Sitzen durchführen, dann mache es Dir im Sitzen bequem.

Lege Deine Hände in einer für Dich angenehmen Position ab.

Lasse Deine Handinnenflächen nach unten schauen oder drehe sie in Richtung Decke.

Vielleicht möchtest Du etwas in die Erde abgeben oder Du bist bereit für eine Energieaufnahme.

Deine Arme liegen entspannt auf dem Boden, so dass unter Deinen Achselhöhlen ein kleines Luftpolster entstehen kann.

Oder Deine Arme hängen sanft nach unten.

Lasse auch hier ein kleines Luftpolster unter Deinen Achselhöhlen entstehen.

Atme durch die Nase ein und aus.

Die Energie kann so bei Dir bleiben.

Fühlt sich diese Atemtechnik für Dich unangenehm an, dann lasse Deinen Atem geschehen, wie es für Dich möglich ist.

Finde Deinen Atemrhythmus.

Oft springen die Gedanken einfach hin und her.

Wie ein herumhüpfendes, kleines Kind.

Geben wir ihnen eine Aufgabe, um ruhiger werden zu können.

Ich lade Dich ein, Dir ein paar Gedanken zu den Rauhnächten zu machen.

Es handelt sich meist um zwölf aufeinanderfolgende Nächte in der Weihnachtszeit.

Diese Nächte beginnen am 25.12. und enden am 6. Januar.

Es gibt auch andere Berechnungen.

Ich gehe heute von den zwölf Nächten aus.

Es handelt sich um die Zeit zwischen den Jahren.

Ursprünglich hießen die Rauhnächte auch Rauchnächte.

In dieser Zeit fand ein uralter Brauch des reinigenden und segnenden Räucherns statt.

Vielleicht ist Dir das auch heute noch bekannt?

Vielleicht ist es in eurer Familie immer noch Brauch?

Für dieses Räuchern gibt es und gab es einen Grund.

Dabei entsteht ein aromatischer Rauch, der eine schützende Wirkung gegen das Unheimliche und Dunkle hat.

Es heißt, in dieser Zeit ist das Tor zur „Anderswelt“ geöffnet.

Das Unglück sollte damit abgewendet werden.

Ferner hat der Rauch eine reinigende Wirkung für Körper, Geist, Seele und das Haus.

Spüre nun in ein paar Kräuter hinein.

Weihrauch zum Beispiel desinfiziert und dient der Wundheilung.

Stelle Dir vor, Du hättest ein Räucherset und legst auf die glimmende Kohle ein paar Kugeln Weihrauch.

Du entzündest die Kohle und der Duft von Weihrauch verbreitet sich im ganzen Raum und steigt Dir in die Nase.

Kannst Du den Duft von Weihrauch wahrnehmen und sogar riechen?

Vielleicht erinnert Dich das an einen Festgottesdienst in der Kirche.

Spüre dem nach.

Beim nächsten Duft handelst es sich um den Lavendel.

Lavendel wirkt beruhigend, desinfiziert und reinigt die Luft.

Stelle Dir nun vor, Du legst auf die Kohle ein paar Kügelchen Lavendel.

Der Duft verbreitet sich im Raum und steigt Dir in die Nase.

Kannst Du den Duft von Lavendel wahrnehmen und sogar riechen?

Vielleicht erscheint vor Deinem geistigen Auge das Bild eines Lavendelfeldes.

Spüre dem nach.

Weiter geht es mit dem Wacholder.

Wacholder wirkt aufbauend, reinigend, heilend und desinfizierend.

Stelle Dir nun vor, Du legst auf die Kohle ein paar Kügelchen Wacholder.

Kannst Du den Duft von Wachholder wahrnehmen und riechen?

Vielleicht verwendest Du Wacholderbeeren zum Kochen?

Spüre dem nach.

Der nächste Duft ist der Salbei.

Salbei wirkt aufbauend, reinigend und stärkt das Gedächtnis.

Stelle Dir nur vor, Du legst auf die Kohle ein paar Kügelchen Salbei.

Kannst Du den Duft von Salbei wahrnehmen und riechen?

Vielleicht erscheint vor Dir eine Tasse Tee.

Spüre dem nach.

Weiter geht es mit der Myrrhe.

Myrrhe wirkt entzündungshemmend, bewusstseinserweiternd und wundheilend.

Stelle Dir nun vor, Du gibst auf die Kohle ein paar Kügelchen Myrrhe.

Kannst Du den Duft von Myrrhe wahrnehmen und riechen?

Vielleicht kannst Du Dir einen Myrrhe Zweig vorstellen?

Spüre dem nach.

Bekannt dürfte auch der Baldrian sein.

Die Baldrianwurzel schafft Harmonie und beruhigt.

Stelle Dir nun vor, Du gibst auf die Kohle ein paar Kügelchen Baldrian.

Kannst Du den Duft von Baldrian wahrnehmen und riechen?

Vielleicht stellst Du Dir den Geschmack von Baldriantropfen vor?

Spüre dem nach.

Warum sollte der Rauch entstehen?

Der Rauch steigt zum Himmel hinauf.

Somit konnten Wünsche und Gebete in den Himmel geschickt werden.

Du kennst bestimmt den Ausdruck: „Ein Stoßgebet in den Himmel schicken“.

Welche Wünsche würdest Du in den Himmel schicken?

Verweile hier für einen Moment.

Ich hole Dich dann wieder zurück.

PAUSE

Spüre Deinem Dufterlebnis nach.

Bewege langsam wieder Deine Fingerspitzen und Fußspitzen.

Lasse Deine Bewegungen größer werden und finde zum Sitzen zurück.

Öffne langsam Deine Augen und vielleicht nimmst Du den Duft von Kräutern noch in Deiner Nase wahr.

Vorwort Rauhnächte

Die erste Rauhnacht ist vom 24. auf den 25. 12.
Sie beginnt um 0 Uhr und endet um 23.59 Uhr.

Lasse uns von 12 Rauhnächten ausgehen.

Jede Rauhnacht steht für einen Monat im Jahreskreis.

Die erste Rauhnacht ist der Januar, die letzte Rauhnacht der Dezember.

Es ist eine Zeit der Meditation, des Loslassens und der Intuition.

Es ist eine Zeit für einen Jahresrückblick.

Man blickt zurück was war, wofür war ich dankbar?

Es ist eine Zeit, den Ballast abzugeben.

Beobachte und bewerte nicht.

Geliehenes sollte in der Zeit zurückgegeben werden und Schulden getilgt werden.

In dieser Zeit kann man auch ein Tagebuch für seine Träume schreiben. Information hierzu findest Du im Internet.

Bleibe dabei wertfrei.

Jeder Rauhnacht ist einem Monat und einem Thema gewidmet.

Ich möchte Dich gerne neugierig machen und lade Dich anschließend auf eine kleine, kurze Reise in die Welt der Rauhnächte ein.

Zu jeder Rauhnacht habe ich mir etwas Kurzes herausgepickt.

Das Thema allein, würde ein Buch füllen.

Danke für Dein Verständnis.

Wurzeln und Stille
(Erste Rauhnacht /Januar)

Wenn es Dir möglich ist, komme für die Meditation im Sitzen an.

Sollte es Dir unangenehm sein, wähle gerne eine andere Position aus.

Komme bei Dir und in Dir an.

Schließe gerne Deine Augen und lenke Deinen Fokus nach innen.

Konzentriere Dich auf Dein drittes Auge und erlaube Dir einen Blick nach innen zu werfen.

Komme in Ruhe und Stille für die Meditation an.

Lenke Dein Augenmerk auf Dich.

Gibt es etwas, dass Du gerne loslassen möchtest?

Ich lade Dich zu einer kleinen Geschichte ein.

Stelle Dir dazu gerne einen Baum vor.

Der Baum ist gut mit der Erde verwurzelt.

Auch Du bist mit der Erde verwurzelt und wirst von der Mutter Erde getragen.

Spüre dem nach.

Stelle Dir nun vor, der Baum verliert sein Blätterkleid.

Stück für Stück lösen sich die Blätter vom Baum und fallen auf die Erde.

Das Laub bleibt auf dem Boden liegen.

Welche Blätter fallen von Dir ab?

Möchtest Du Ihnen einen Namen geben?

Vielleicht Stress, Angst, Traurigkeit, Krankheit oder etwas anderes?

Welche Blätter kannst Du fallen lassen?

Gib ihnen Raum und Zeit, um zur Erde sinken zu können.

Vielleicht hörst Du sogar das Herabfallen der Blätter.

Vielleicht hörst Du ein Rascheln, wenn sie auf dem Boden ankommen.

Um Dich herum ist es ruhig und still.

Nimm einfach wahr.

Die Blätter fallen zu Boden und werden mit der Zeit ein Dünger für die Erde.

Sie bekommen eine neue Aufgabe.

Dieser Dünger wird gebraucht um das Wachstum von Neuem zu unterstützen.

Was möchtest Du gerne anbauen oder aussäen?

Welche Wünsche hast Du für das neue Jahr?

Lasse nun innerlich einen Wunsch entstehen.

Lasse ein sogenanntes Sankalpa entstehen.

Einen Wunsch, der tief in Deinem Herzen entsteht.

Sage Dir diesen Satz dreimal vor.

Ich wünsche Dir, dass er in Erfüllung geht.
Lausche in die Stille Deines Körpers hinein.

Wie fühlst Du Dich?

Kannst Du mit der Stille umgehen?

Wie empfindest Du diese Stille?

Erlaube auch Deinem Geist stiller zu werden.

Erlaube Dir diese kurze Auszeit in Stille.

In dieser Stille wirst Du von der Erde getragen, denn Du bist mit der Erde verwurzelt.

Spüre noch einmal in Dich hinein.

Spüre in Deine Wurzeln und in die Stille hinein.

Danke, dass Du mich zur ersten Rauhnacht begleitet hast.

Öffne sanft wieder Deine Augen und nimm die Umgebung um Dich herum wahr.

Lasse wieder Bewegung entstehen und freue Dich auf das, was heute noch vor Dir liegt.

Innere Stimme und Frieden (Zweite Rauhnacht/ Februar)

Finde eine Position, in der Du gut Meditieren kannst.

Diese kann im Stehen, Sitzen oder Liegen sein.

Bringe durch ein Räkeln und Recken etwas Länge in Deinen Körper und schließe anschließend Deine Augen.

Nimm Dir Zeit für Dich und Zeit für Deinen Körper.

Komme in Deiner Position an und lasse Deinen Atem geschehen.

Er kommt und geht ohne Dein Zutun.

Lasse Deinen Atem fließen.

Er strömt durch die Nase ein und tritt aus der Nase oder dem Mund wieder aus.

Neue Energie strömt in Deinen Körper ein.

Verbrauchtes und Unwichtiges entweicht.

Wirf nun einen Blick nach innen.

Komme in Stille an Deinem Meditationsplatz an.

Nimm eine Verbindung mit Deiner inneren Stimme auf.

Gibt es Fragen, die Du gerne beantwortet hättest?

Wem würdest Du sie stellen?

Vielleicht kannst Du sie ja auch selbst beantworten?

Bist Du im Frieden mit Dir und mit anderen?

Was brauchst Du, damit Frieden wieder entstehen kann?

Stelle Dir nun vor, vor Dir steht eine Kerze.

Ihr Licht scheint hell und ein Gefühl von Geborgenheit stellt sich ein.

Stelle Dir vor, dieses Licht ist ein Friedenslicht und wir schicken dieses Licht in die Welt hinaus.

Wenn es Frieden auf Erden gäbe, wäre das nicht wunderschön?

Nun schicke dieses Friedenslicht in Deinen Körper hinein.

Vielleicht magst Du Dir dieses innere Licht in Deinem Herzen vorstellen?

Was macht dieses Licht mit Deinem Herzen und mit Deinem Körper?

Wie fühlt es sich an?

Wird Dir warm um das Herz?

Hast Du das Gefühl, das neue Energie in Deinen Körper strömt?

Spüre dem nach.

Lasse nun für die zweite Rauhnacht innerlich einen Wunsch entstehen.

Lasse ein sogenanntes Sankalpa entstehen.

Einen Wunsch, der tief in Deinem Herzen entsteht.

Sage Dir diesen Satz dreimal vor.

Ich wünsche Dir, dass er in Erfüllung geht.

Danke, dass Du mich zur zweiten Rauhnacht begleitet hast.

Öffne sanft wieder Deine Augen und nimm die Umgebung um Dich herum wahr.

Lasse wieder Bewegung entstehen und freue Dich auf das, was heute noch vor Dir liegt.

Öffne Dein Herz (Dritte Rauhnacht/März)

Mache es Dir in einer sitzenden Position bequem.

Diese kann gerne erhöht sein.

Ziehe Deine Schultern weit weg von den Ohren und bringe Deine Wirbelsäule in eine aufrechte Position.

Wenn Du möchtest, schließe gerne Deine Augen.

Mit jedem Atemzug kommst Du immer mehr bei Dir an.

Lade Deinen Geist ein, zur Ruhe zu kommen.

Lenke Deine Aufmerksamkeit auf Dein Herz.

Wirf einen Blick in Dein Herz hinein.

Wann wird Dir warm um Dein Herz?

Was macht Dir Freude?

Was wünscht Du Dir von Herzen?

Was bringt Dein Herz zum Strahlen?

Wer oder was kann oder hat Dein Herz erobert?

Was bringt Dein Herz zum Schmelzen?

Was verbirgst Du tief in Deinem Herzen?

Wer hat den Schlüssel zu Deinem Herzen?

Wenn Du möchtest, begleite mich auf eine Herzmeditation.

Das Herz gilt als Sitz der Seele.

Es ist ein lebenswichtiges Organ und steht in Verbindung zu unseren Gefühlen.

Die Liebe wird durch ein rotes Herz symbolisiert.

Spirituell gesehen ist das Herz der Sitz des Selbst.

Das Herzchakra sitzt in der Mitte der Brust und hat die Farbe Grün.

Ich lade Dich nun ein, Dein Herzchakra zu öffnen.

Stelle Dir vor, ein Sonnenstrahl trifft auf Dein Herz.

Der Lichtstrahl bahnt sich einen Weg zu Deinem Herzen.

Stelle Dir den Lichtstrahl in einem warmen Licht vor.

Gerne kannst Du auch die grüne Farbe des Herzchakras verwenden.

Stelle Dir vor, wie sich dieses Licht in Deinem gesamten Brustkorb ausbreitet und alles erhellt, reinigt und öffnet.

Dieses Licht schmilzt alles Negative an Emotionen und Gedanken mit sich fort.

Lasse Dich ganz und gar auf das Licht ein.

Lasse Dein Herz in einem saftigen Grün erstrahlen und spüre dem nach.

Spüre hinein, was dieses Licht in Dir bewirkt und auslöst.

Lasse es zu, dass sich Dein Herz öffnet.

Lasse die Liebe zu Dir selbst und zu andern fließen.

Vielleicht zaubert sich auch ein Lächeln in Dein Gesicht.

Verabschiede Dich von dem Lichtstrahl und verweile hier für einen Moment.

Ich hole Dich dann wieder zurück.

PAUSE

Lasse nun für die dritte Rauhnacht innerlich einen Wunsch entstehen.

Lasse ein sogenanntes Sankalpa entstehen.

Einen Wunsch, der tief in Deinem Herzen entsteht.

Sage Dir diesen Satz dreimal vor.

Ich wünsche Dir, dass er in Erfüllung geht.

Danke, dass Du mich zur dritten Rauhnacht begleitet hast.

Öffne langsam wieder Deine Augen und bringe eine wohltuende Bewegung in Deinen Körper.

Kannst Du Deinen Herzschlag wahrnehmen?

Wie fühlt sich Dein Herz jetzt an?

Auflösung und Neubeginn
(Vierte Rauhnacht/April)

Finde eine bequeme Position für Deinen Körper.

Sei freundlich zu Deinem Körper und höre auf ihn.

Schließe Deine Augen.

Nimm Dich nun bewusst wahr.

Wenn Du es bequem hast, verbinde Dich mit Deinem Atem.

Mit jeder Ausatmung findest Du Dich immer mehr in der Stille ein.

Du fühlst Dich dabei wohl.

Mit jeder Ausatmung komme immer mehr bei Dir und in Dir an.

Lenke Deinen Fokus nach innen.

Der April macht was er will.

Mal scheint die Sonne, mal regnet und mal schneit es.

Wetterschwankungen sind im April nichts Neues und wirken sich auch manchmal auf unsere Stimmung aus.

Der Winter weicht immer mehr und der Frühling versucht seinen Einzug zu halten.

Die Natur erwacht und beginnt sich langsam zu entfalten.

Dafür ist viel Energie notwendig.

Wie und wo kannst Du neue Energie auftanken?

Kannst Du Dich von alten Verhaltensmustern trennen?

Gibt es etwas in Deinem Leben, dass Dir Deine Energie raubt?

Es gibt sogenannte Energievampire.
Das sind Menschen, die Energie rauben können.

Falls Du so jemanden kennst, stülpe Dir rechtzeitig einen Schutzmantel über.

Bist Du ein Pessimist oder bist Du ein Optimist?

Fällt es Dir leicht optimistisch zu sein?

Was könnte Dir helfen, dass es Dir leichter fällt, positiv nach vorne zu blicken?

Bist Du mutig oder eher ängstlich?

Was könnte Dir helfen, wieder mutiger zu werden?

Setze Dir dabei kleine Ziele und bleibe wertfrei.

Fällt es Dir leicht mit altem Abzuschließen und mit etwas Neuem zu beginnen?

Könntest Du Dir vorstellen Deine Sachen zu packen und ins Ausland zu gehen?

Kannst Du Dich leicht von Dingen trennen?

Bist Du ein Sammler?

Verweile hier für einen Moment.

Ich hole Dich dann wieder zurück.

PAUSE

Lasse nun für die vierte Rauhnacht innerlich einen Wunsch entstehen.

Lasse ein sogenanntes Sankalpa entstehen.

Einen Wunsch, der tief in Deinem Herzen entsteht.

Sage Dir diesen Satz dreimal vor.

Ich wünsche Dir, dass er in Erfüllung geht.

Danke, dass Du mich in die vierte Rauhnacht begleitet hast.

Öffne langsam wieder Deine Augen, wenn es nicht schon längst geschehen ist.

Bringe wieder Bewegung in Deinen Körper.

Dies kann in Form eines Räkelns oder Streckens sein.

Gerne darf sich ein Seufzer von Deinen Lippen lösen oder ein Gähnen sich in Deinen Mundwinkeln ausbreiten.

Sei gespannt auf die morgige Nacht.

Freundschaft (Fünfte Rauhnacht / Mai)

Nimm eine für Dich angenehme Meditationshaltung ein.

Schließe gerne Deine Augen, um Dich besser auf Dich selbst konzentrieren zu können.

Du kannst so leichter einen Blick in Dein Innerstes werfen.

Was bedeutet Freundschaft für Dich?

Hast Du viele Freunde?

Sind sie für Dich da, wenn Du sie brauchst?

Bist Du mit Dir selbst gut Freund?

Magst Du Dich so, wie Du bist?

Akzeptiere Dich so wie Du bist und nimm Dich an, so wie Du bist.

Denn Du bist einzigartig.

Mit wem bist Du gern zusammen?

Ich lade Dich ein, Dir ein paar Gedanken zum Thema Freundschaft zu machen.

Einen guten Freund / eine gute Freundin zu haben ist ein wertvolles Geschenk.

Es ist unbezahlbar.

Freundschaften gilt es zu hegen und zu pflegen.

Es gilt auch, den anderen zu schätzen.

Freundschaft ist ein Geben und ein Nehmen.

Es sollte sich am Ende die Waage halten.

Manchmal gibt man mehr und manchmal nimmt man mehr.

Freundschaft entsteht, wächst, gedeiht und blüht.

Es Bedarf des Vertrauens und es entsteht Vertrauen.

Was kann ich dem anderen alles anvertrauen?

Bewahrt er meine Geheimnisse oder erzählt er alles brühwarm weiter?

Freundschaft verbindet.

Man kann das Band der Freundschaft spüren.

Freundschaft kann man sich nicht erkaufen.

Das wäre keine echte Freundschaft.

Eine Freundschaft ist unbezahlbar und sie kann ein Leben lang halten.

Freunde sind da, wenn man sie braucht.

Sie spüren, wenn man sie braucht und schauen nicht weg.

Freunde lachen, reden und weinen miteinander.

Sie verstehen sich auch oft ohne Worte.

Wahre Freunde sind vertrauenswürdig.

Es ist schön, wenn man mit jemanden über alles reden kann.

Ich wünsche Dir, dass Du so jemanden an Deiner Seite einen Freund nennen darfst.

Ich wünsche Dir, dass Du für jemanden gut Freund bist.

Lasse nun für die fünfte Rauhnacht innerlich einen Wunsch entstehen.

Lasse ein sogenanntes Sankalpa entstehen.

Einen Wunsch, der tief in Deinem Herzen entsteht.

Sage Dir diesen Satz dreimal vor.

Ich wünsche Dir, dass er in Erfüllung geht

Danke, dass Du mich in die fünfte Rauhnacht begleitet hast.

Deine Augenlider lösen sich wieder von Deinen Augäpfeln.

Du nimmst den Raum um Dich herum wieder wahr.

Dein Körper möchte sich wieder Bewegen.

Vielleicht magst Du eine Welle in Deinem Körper entstehen lassen.

Vielleicht machst Du heute etwas mit Deinen Freunden zusammen.

Viel Spaß dabei!

Loslassen (Sechste Rauhnacht / Juni)

Komme in Deiner Meditationshaltung an.

Lege Deine Hände entspannt auf den Oberschenkeln ab.

Wenn Du möchtest, kannst Du mit Deinen Fingern gerne ein Mudra dazu formen.

Das hilft beim Konzentrieren und erleichtert dem Geist zur Ruhe zu kommen.

Bringe Länge in Deine Wirbelsäule ein und lade so Dein Chi ein zu fließen.

Lasse Deinen Atem geschehen.

Er versorgt Dich mit neuer Energie und lässt alles was Du nicht mehr brauchst aus Dir herausströmen.

Im Juni ist der Übergang von Frühling auf den Sommer.

Es wird wärmer und die Farben der Natur werden intensiver.

Die Tage werden länger und die Stimmung hebt sich.

Begleite mich auf eine Reise und höre dem ruhigen Klang meiner Stimme zu.

Folge meinen Worten.

Mache Dich mit mir gemeinsam auf den Weg zu einem See in den Bergen.

Der Himmel ist strahlend blau und die Sonnenstrahlen streicheln die Landschaft.

Hoch am Himmel entdeckst Du einen Adler, der seine Kreise zieht.

Er fliegt beschützend um sein Nest, dass er sich im Felsen gebaut hat.

Das Wasser des Sees ist kristallklar.

Im See entdeckst Du ein paar glitzernde Fische.

Ein breiter Weg führt um den See herum.

Du machst Dich auf und spazierst los.

Auf Deinem Weg nimmst Du Unebenheiten wahr.

Du lässt Dich darauf ein.

Es liegen auch Kieselsteine auf Deinem Weg.

Ein paar Wurzeln brechen durch die Erde durch und bringen Abwechslung in Deinen Weg.

Genau wie im richtigen Leben.

Neben Deinem Weg befindet sich eine Bergwiese.

Du weichst von Deinem Weg kurz ab und spürst die weiche Wiese.

Kannst Du sie wahrnehmen und spüren?

Lasse Deinen Blick um Dich herumschweifen und entdecke die Landschaft, die Dich umgibt.

Vielleicht nimmst Du auch den Duft von Wiesenblumen wahr?

Dein Weg führt Dich zu einem kleinen, hölzernen Steg.

Dort entdeckst Du einen Fährmann mit einem Floß.
Er lädt Dich auf eine Fahrt auf seinem Floß ein.

Du nimmst seine hilfreiche Hand an und steigst auf das Floß.

Alles ist friedlich und ruhig.

Du fühlst Dich wohl auf dem Floß.

Du hast das Gefühl, Du kannst dem Fährmann vertrauen.

Er kommt Dir irgendwie bekannt vor.

Wie sieht die Landschaft in Deiner Fantasie aus?

Ich bin mir sicher, Deine Landschaft sieht wunderschön aus.

Der Ort, an dem Du bist, ist ein besonderer Ort.

Es ist ein Ort der Ruhe und der Heilung.

Dieser Ort und der See helfen Dir, zur Ruhe zu kommen.

Die gleichmäßigen Bewegungen des Wassers beruhigen Dich.

Dein Atem geht ruhig und gleichmäßig.

Das Wasser trägt Deinen Kummer und Deine Sorgen fort.

In der Mitte des Sees entdeckst Du in Deiner Tasche einen kleinen Zettel und einen kleinen Stift.

Schreibe oder male nun auf diesen Zettel, was Dich ärgert oder bedrückt.

Schreibe oder male Dir alles von Deiner Seele.

Schreibe auf was Du gerne loslassen möchtest.

Lasse innere Bilder entstehen und lasse sie auch wieder vorbeiziehen.
Auf Deinem Zettel ist viel Platz.

Lasse Dir ein wenig Zeit.

PAUSE

Wenn Du so weit bist übergib den Zettel dem Bergsee.

Verabschiede Dich von dem Zettel und lasse ihn vom Wasser fortspülen.

Blicke Deinem Zettel nach und lasse ihn ziehen.

Wie fühlst Du Dich dabei?

Spüre in Deinen Atem und in Deinen Körper hinein.

Fühle die Ruhe und die Stille in Dir.

Du fühlst Dich ruhig, gelöst und entspannt.

Du hast etwas losgelassen.

Ist es Dir leicht oder schwergefallen?

Bewerte nicht und lasse es einfach geschehen.

Loslassen ist gar nicht so einfach.

Ich bin mir sicher, das nächste Mal geht es schon ein wenig leichter.

Lasse nun für die sechste Rauhnacht innerlich einen Wunsch entstehen.

Lasse ein sogenanntes Sankalpa entstehen.

Einen Wunsch, der tief in Deinem Herzen entsteht.

Sage Dir diesen Satz dreimal vor.
Ich wünsche Dir, dass er in Erfüllung geht.

Danke, dass Du mich in die sechste Rauhnacht begleitet hast.

Öffne wieder Deine Augen und lasse Deinen Blick nach oben und unten schweifen.

Anschließend nach links und rechts.

Nimm Deinen Raum wieder bewusst wahr.

Bringe nun Bewegung in Deinen restlichen Körper.

Werde wieder aktiv.

Intensiviere Deine Atemzüge und fühle Dich, wie nach einem erholsamen Schlaf.

Vielleicht hast Du Lust, etwas dass Du loslassen möchtest auf einen Zettel zu schreiben?

Du kannst diesen Zettel auf die Reise schicken oder auch vorsichtig verbrennen.

Info: Diese Fantasiereise findest Du auch in meinem Buch „Welt der Gefühle“ wieder. Ich fand sie für das Thema Loslassen passend. Danke für Dein Verständnis.

Silvester (Siebte Rauhnacht / Juli)

Tauche nun langsam mit mir in eine Meditation ein.

Mache es Dir dazu in der Rückenlage bequem.

Lege Dich so hin, dass es Dir gut und immer besser geht.

Lasse Deine Füße locker auseinanderfallen oder – wenn Du die Beine lieber aufgestellt hast – die Knie locker zueinander fallen.

Wenn es Dir guttut, lege gerne eine Rolle oder ein Kissen unter Deine Kniekehlen.

Lege nun Deine Arme bequem neben Dir ab.

Schließe Deine Augen, um ganz bei Dir sein zu können.

Packe alles, was Dich belastet, in einen Rucksack hinein und stelle diesen ganz weit weg von Dir.

Mache es Dir so angenehm wie möglich.

Lasse Deinen Atem geschehen.

Er kommt und geht.

Begleite mich auf die Meditation und höre dem ruhigen Klang meiner Stimme zu.

Das Jahr neigt sich dem Ende zu.

Es ist eine Zeit, das Jahr Revue passieren zu lassen.

Was habe ich in diesem Jahr erreicht?

Bin ich damit zufrieden?

Was möchte ich im alten Jahr loslassen?

Von was oder wem möchte ich mich verabschieden?

Was möchte ich im neuen Jahr erreichen?

Höre ich auf meine innere Stimme?

Höre ich auf mein Bauchgefühl, auf meine Intuition?

Was wünsche ich mir für das neue Jahr?

Wünsche ich mir, was ich wirklich brauche?

Setze ich meine Ziele zu hoch an?

Habe ich alles, was ich brauche?

Bin ich gut versorgt?

Nimmst Du Dir Vorsätze für das neue Jahr?

Lasse Deinen Gedanken ein wenig Raum, ich hole Dich dann wieder ab.

PAUSE

Wenn Du heute unter der Dusche stehst, wasche alles bewusst von Dir ab und lasse los.

Wenn Du heute noch in die Badewanne gehst, lasse alles, was Du nicht mehr brauchst in Deinem Badewasser zurück, wenn Du aus der Wanne steigst.

Gerne kannst Du Deine Wohnung heute etwas räuchern.

Verwende dazu gerne den Duft von Weihrauch.

Lasse nun für die siebte Rauhnacht innerlich einen Wunsch entstehen.

Lasse ein sogenanntes Sankalpa entstehen.

Einen Wunsch, der tief in Deinem Herzen entsteht.

Sage Dir diesen Satz dreimal vor.

Ich wünsche Dir, dass er in Erfüllung geht.

Danke, dass Du mich in die siebte Rauhnacht begleitet hast.

Wende Dich nun wieder Deinem Körper zu und lasse ihn wieder aktiv werden.

Bringe Bewegung in ihn hinein.

Wenn Du möchtest, kannst Du auch in der Position des Kindes nachspüren oder beide Beine zu einem Päckchen ran ziehen.

Entscheide, wann Du wieder zum Sitzen zurückfindest und bei Dir ankommst.

Ich wünsche Dir ein gutes, neues Jahr.

Ich wünsche Dir die nötige Energie für die Umsetzung Deiner Vorsätze.

Ich wünsche Dir, dass Du Deine innere Stimme hörst, wenn sie zu Dir spricht.

Vertraue Deiner Intuition.

Neujahr (Achte Rauhnacht / August)

Begleite mich auf eine weitere Meditation zu den Rauhnächten.

Suche eine für Dich mögliche Meditationshaltung aus.

Sei es im Stehen, Sitzen oder auch im Liegen.

Finde Dich an diesem Platz ein.

Schließe Deine Augen, um ganz bei Dir sein zu können.

Der Blick in Dein Innerstes ist so leichter möglich.

Geräusche und Gedanken kommen und gehen.

Nimm sie wahr und lasse sie vorbeiziehen.

Wer kennt den Satz nicht: „Ich wünsche Dir ein gutes neues Jahr"?

Ein neues Jahr beginnt.

Wir schenken uns Glücksbringer in Form von vierblättrigen Kleeblättern, Glücksschweinen, Hufeisen, Marienkäfer, Glückspfennige oder einem Schornsteinfeger.

Wünschen wir wirklich dem anderen von Herzen alles Glück und Gute dieser Erde?

Oder ist es nur eine dahingesprochene Floskel und wir sind eher neidisch auf das, was der andere hat und man selbst nicht?

Wenn es dem anderen nicht gut geht, ist man dann selbst zurückhaltend und froh, dass es das Schicksal mit einem besser meint?

Gönnst Du dem anderen das Glück?

Bleibe wertfrei.
Wem möchtest Du Glück wünschen?

Was sind Deine guten Wünsche?

Kannst Du sie innerlich in Worte fassen?

Verweile hier für einen Moment.

Lasse nun für die achte Rauhnacht innerlich einen Wunsch entstehen.

Lasse ein sogenanntes Sankalpa entstehen.

Einen Wunsch, der tief in Deinem Herzen entsteht.

Sage Dir diesen Satz dreimal vor.

Ich wünsche Dir, dass er in Erfüllung geht.

Danke, dass Du mich in die achte Rauhnacht begleitet hast.

Ich wünsche Dir alles Glück dieser Erde.

Welches Gefühl löst dies in Deinem Körper aus?

Ich hoffe ein Gutes.

Mit diesem Gefühl kehre wieder in den Raum zurück.

Wenn Du heute jemanden etwas Gutes wünschst, dann wünsche es von Herzen und meine es ehrlich.

Namaste.

Innere Mitte
(Neunte Rauhnacht / September)

Finde einen Ort der Ruhe und Stille für die Meditation.

Einen Ort, an dem Du Dich zurückziehen kannst.

Nimm eine Position ein, in der Du gut entspannen kannst.

Schließe ruhig und sanft Deine Augen.

Lerne Deinen Körper wahrzunehmen.

Spüre die Auflagenfläche Deines Körpers am Boden.

Wandere mit der Aufmerksamkeit zu Deinem Rücken und entspanne ihn.

Dein ganzer Körper wird schwer und entspannt in den Boden.

Vielleicht empfindest Du es eher als Leichtigkeit?

Jeder nimmt anders wahr und so ist es gut.

Lasse Deinen Atem geschehen.

Er kommt und geht von allein.

Wirf nun einen Blick nach innen.

Wie geht es Deiner Körpermitte und Deinem Bauchgefühl?

Kannst Du darauf vertrauen?

Hörst Du darauf?

Spüre in Deine Körpermitte hinein.

Welches Gefühl entsteht in Dir?

Nimm eine Verbindung mit Deinem Bauchgefühl auf.

Bedanke Dich bei Deinem Bauchgefühl.

Vielleicht hat es Dich schon vor Kummer und Sorgen bewahrt.

Lege gerne die Hände auf Deine Körpermitte.

Verteile diese Wärme in Deinem ganzen Körper und lasse los.

Stelle Dir vor, eine Wärmflasche liegt auf Deinem Bauch.

Entspanne.

Spüre nach.

Lasse nun für die neunte Rauhnacht innerlich einen Wunsch entstehen.

Lasse ein sogenanntes Sankalpa entstehen.

Einen Wunsch, der tief in Deinem Herzen entsteht.

Sage Dir diesen Satz dreimal vor.

Ich wünsche Dir, dass er in Erfüllung geht.

Danke, dass Du mich in die neunte Rauhnacht begleitet hast.

Balance (Zehnte Rauhnacht / Oktober)

Es ist Zeit für Behaglichkeit.

Finde Deine Entspannungsposition.

Diese kann in einer sitzenden oder liegenden Position sein.

Mache es Dir so bequem wie möglich, damit Du die Zeit der Ruhe und Stille genießen kannst.

Wenn Du möchtest, lasse Deine Handflächen in Richtung Decke schauen.

Richte Dich gerade aus – ganz eben und lang.

Von rechts nach links und von oben nach unten.

Atme durch die Nase ein und durch den Mund wieder aus.

Wenn Dir danach ist, lasse durch Deinen Mund einen tiefen Seufzer los und lasse damit alle Anspannungen aus Deinem Körper entweichen.

Atme natürlich durch die Nase ein und aus.

Spüre das Auf und Ab der Brust.

Spüre Deinen Atemrhythmus.

Bist Du in Balance?

Fühlst Du Dich im Gleichgewicht und bist Du es?

Stelle Dir die Waage der Gerechtigkeit, wie vor Gericht vor.

Vielleicht erscheint vor Deinem geistigen Auge eher das Bild eines Marktplatzes.

Der Händler wiegt das Obst und Gemüse ab und verwendet dazu kleine und große Gewichte.

Wie sieht es mit Deiner Lebenswaage aus?

Fühlst Du Dich im Lot?

Gibt es Überhänge auf der positiven oder negativen Seite?

Verweile hier für einen Moment und spüre nach.

Bleibe wertfrei.

PAUSE

Im Leben hängt nicht immer alles auf eine Seite.

Nach Regen folgt auch Sonnenschein.

Wenn Du sehr im Stress bist, sorge für eine entsprechende Auszeit.

Jeder Mensch braucht die Zeit der Erholung, sonst wird er krank.

Gehe achtsam mit Dir um.

Lasse nun für die zehnte Rauhnacht innerlich einen Wunsch entstehen.

Lasse ein sogenanntes Sankalpa entstehen.

Einen Wunsch, der tief in Deinem Herzen entsteht.

Sage Dir diesen Satz dreimal vor.

Ich wünsche Dir, dass er in Erfüllung geht.

Danke, dass Du mich in die zehnte Rauhnacht begleitet hast.

Loslassen (Elfte Rauhnacht / November)

Diese Zeit gehört Dir selbst und Du brauchst nichts weiter zu tun als meiner Stimme zuzuhören.

Nimm eine mühelose und entspannte Haltung ein.

Schließe sanft Deine Augenlider und bleibe ganz bei Dir.

Gedanken kommen, nimm sie unbeteiligt, wie ein ferner Betrachter zur Kenntnis und lasse sie einfach weiterziehen, ohne ihnen nachzugehen.

Wandere mit Deiner Aufmerksamkeit zu Deinem Atem.

Spüre, wie die Atemluft mit Deiner Einatmung in Dich hineinströmt.

Spüre, wie die Atemluft mit Deiner Ausatmung aus Dir herausströmt.

Ganz ruhig und gleichmäßig.

Der Atem geschieht von ganz allein.

Ich lade Dich nun auf eine kleine Meditation ein.

Im November ist die Zeit des Loslassens und des Abschiednehmens.

Kannst Du Loslassen?

Fällt es Dir leicht oder schwer?

Kannst Du Dich von Altem trennen oder hebst Du alles auf?

Einen lieben Menschen loszulassen, ist sehr schwierig.

Die Zeit der Trauer ist nicht einfach.

Begleite mich auf eine Reise und höre dem ruhigen Klang meiner Stimme zu.

Folge meinen Worten.

Mache es Dir nun so bequem wie möglich.

Lege Dich so hin, dass es Dir gut und immer besser geht.

Schließe Deine Augen, um ganz bei Dir bleiben zu können.

Begleite mich gedanklich auf eine Reise zu einem kleinen See.

Dieser See wird auch „Himmelblauer See" genannt.

Es ist ein schöner Sommertag und Du spazierst los.

Ein sanfter Wind weht und streicht Dir sanft durch Dein Haar.

Du fühlst Dich wohl und bist eins mit der Natur.

Du gehst auf einem Damm, neben einem kleinen Fluss, entlang.

Du fühlst Dich unbeschwert und frei.

Du fühlst Dich frei, wie die Vögel am Himmel.

Schaue Dich einmal um.

Was siehst Du alles?

Ein Fluss schlängelt sich durch das Flussbett.

Verschiedene Gräser wachsen am Weg entlang.

Du marschierst weiter und siehst eine Schwanenfamilie im Wasser.

Ein paar Enten watscheln umher.

Du kommst an eine Abzweigung vorbei und wählst den Weg in den Wald.

Vor Dir taucht der „Himmelblaue See“ auf.

Du bleibst stehen und lässt das Bild auf Dich wirken.

Es ist ein ganz besonderer See.

In der Mitte siehst Du eine kleine Insel.

Auf dieser Insel steht ein großer Baum.

Es ist ein sehr alter Baum.

Er wirkt fast mystisch.

Du betrachtest diesen Baum.

Da siehst Du eine Bank und nimmst darauf Platz.

Dein Blick geht weiter zu dem Baum.

Du hast das Gefühl, dass dieser Baum Dich ansieht.

Du schließt Deine Augen.

Du spürst die Wärme der Sonne auf Deiner Haut.

Du fühlst Dich vollkommen wohl.

Du fühlst Dich mit diesem Ort verbunden.

Dieser Baum ist ein ganz besonderer Baum.

Um diesen Baum herum befindet sich ein Steinkreis.

In diesem Steinen befinden sich Partikel von Metall.

Dieser Baum steht für Beständigkeit, genauso wie Metall.

Dieser Baum hat auch eine besondere Gabe.

Er kann zuhören.

Stelle Dir nun einen lieben Menschen vor.

Einen lieben Menschen, der uns schon in den Himmel vorausgegangen ist.

Nimm Dir dafür Zeit.

Gedanken kommen und Gedanken gehen.

Lasse Deinen Gedanken und Gefühlen freien Lauf.

Der Baum ist geduldig und hört Dir zu.

Die Zweige des Baumes beschützen Dich und spenden Dir Trost.

Ein Gefühl, das bei einer liebevollen Umarmung entsteht.

Lasse Deine Emotionen zu.

Es ist in Ordnung, wenn ein paar Tränen fließen.

An diesem Ort ist alles erlaubt.

Spüre, wie das Gefühl der Erleichterung sich in Dir breit macht.

Die Erleichterung darüber, dass Du ausgesprochen hast,
was Du schon immer sagen wolltest und nicht konntest.

Heute, an diesem „Himmelblauen See“, hast Du es geschafft.

Vielleicht ist Dir danach, einen Seufzer von Dir zu geben.

Dann tue es.

Nimm nun ein paar tiefe Atemzüge.

Bedanke Dich bei dem Baum und werfe einen Blick in den Himmel hinauf.

Ich bin mir sicher, Deine Worte sind dort angekommen.

Alles ist gut.

Alles ist friedlich.

Du fühlst Dich gut.

Es ist gut einmal alles ausgesprochen zu haben.

Du betrachtest den Baum und hast das Gefühl, dieser lächelt Dir zu.

Du schaust auf den Boden und entdeckst einen kleinen Kieselstein auf Deinem Schuh.

Woher wohl dieser Stein kommt?

Dieser Stein ist ganz warm und glänzt wie ein Metallstück.

Du hebst ihn auf und nimmst ihn als Erinnerung mit.

Er gibt Dir Kraft und Zuversicht.

Du kannst diesem Stein zu Hause alles anvertrauen was Du möchtest und seine Stärke geht auf Dich über.

Der Stein erinnert Dich an den Baum.

Mache Dich nun auf den Nachhauseweg.

Du schaust Dich noch einmal um.

Es ist ein wunderschöner Ort.

Ein Ort der Ruhe.

Du verabschiedest Dich von dem Baum und dem See.

Lenke Deine Aufmerksamkeit wieder auf Deine Atmung und auf Deinen Körper.

Öffne die Augen und bewege Dich, um wieder wach zu werden.

Vielleicht findest Du einmal diesen „Himmelblauen See".

Bis dahin, hilft Dir der Stein.

Komme wieder zurück und öffne langsam Deine Augen.

Nimm den Raum um Dich herum wahr.

Wenn Du möchtest, hole beide Beine zu Dir ran und mache Dich klein, wie ein Päckchen.

Wenn es Dir lieber ist, rolle Dich auf eine Seite und verweile dort noch für einen Moment.

Wenn Du so weit bist, komme über die rechte Seite zum Sitzen zurück.

Danke, dass Du das Loslassen mit mir ausprobiert hast.

Lasse nun für die elfte Rauhnacht innerlich einen Wunsch entstehen.

Lasse ein sogenanntes Sankalpa entstehen.

Einen Wunsch, der tief in Deinem Herzen entsteht.

Sage Dir diesen Satz dreimal vor.

Ich wünsche Dir, dass er in Erfüllung geht.

Danke, dass Du mich in die elfte Rauhnacht begleitet hast.

Info: Da das Thema Trauer auch für mich sehr schwierig ist, habe ich die Geschichte aus dem Buch „Welt der Gefühle“ verwendet.
Danke für Dein Verständnis.

Wunder (Zwölfte Rauhnacht / Dezember)

Du machst es Dir bequem.

Du fühlst Deinen Körper bewusst.

Du bist ruhig.

Deine Hände und Arme sind ganz schwer.

Dein Nacken und Deine Schultern sind ganz schwer.

Deine Füße und Beine sind ganz schwer.

Dein ganzer Körper ist angenehm warm.

Deine Atmung ist ruhig und gleichmäßig.

Dein Gesicht ist ganz entspannt und gelöst.

Dein Kopf ist frei und leicht.

Wenn Du möchtest, schließe Deine Augen.

Was bedeutet ein Wunder für Dich?

Hast Du Dir darüber schon einmal Gedanken gemacht?

Ein Kind kommt auf die Welt.

Betrachten wir dies nicht als ein Wunder?

Wir können nichts beeinflussen und freuen uns, wenn alles gut gegangen ist.

Ein Wunder ist etwas, das man nicht erklären kann.

Es ist etwas Außergewöhnliches, etwas Erstaunliches.

Etwas, das man nicht begreifen kann und doch gibt es Wunder. Denkt man an Unglücke fällt auch oft der Satz: „Es ist ein Wunder, dass nicht mehr passiert ist“.

Seien wir dankbar dafür, dass es Wunder gibt.

Seien wir dankbar, wenn uns ein Wunder zuteilwird.

Spüre nach, was das Wort Wunder in Dir auslöst.

PAUSE

Lasse nun für die zwölfte Rauhnacht innerlich einen Wunsch entstehen.

Lasse ein sogenanntes Sankalpa entstehen.

Einen Wunsch, der tief in Deinem Herzen entsteht.

Sage Dir diesen Satz dreimal vor.

Ich wünsche Dir, dass er in Erfüllung geht.

Danke, dass Du mich in die zwölfte Rauhnacht begleitet hast.

Danksagung

Ich möchte mich gerne bei meinem Verlag und bei meiner Familie für die Unterstützung bedanken.

Sowie bei meiner Korrekturleserin Sonja Esser.

Kontakt zur Autorin:

Petra Silberbauer

ps.in.balance@web.de

YouTube Kanal:

Petra Balance

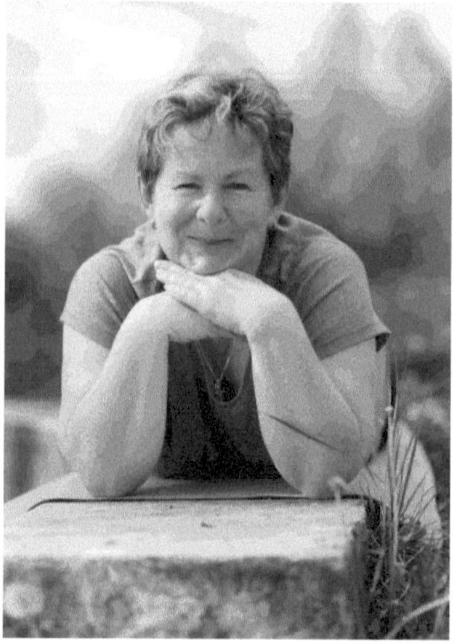

Mein Name ist Petra Silberbauer. Ich bin seit 20 Jahren Trainerin in Sportvereinen und im Fitnessstudio. Nebenbei bin ich Ausbilderin und Referentin für den BTV, BLSV und BVS in München.

In meiner Zeit als Trainerin lag mir das Thema Entspannung schon immer sehr am Herzen.

In diesem zweiten Mediationsbuch findest Du verschiedene Meditationen. Neben Meditationen zu den Chakren findest Du auch eine Yoga Nidra Entspannung.

Du entdeckst Körpermeditationen und kannst einen kurzen Einblick in die Rauhnächte werfen.

Namaste.

Kolibri 360 GmbH
Ferdinand-Jühlke-Straße 7
99095 Erfurt, Deutschland
produktsicherheit@kolibri360.de

Druck:
CPI Druckdienstleistungen GmbH
im Auftrag der
Kolibri 360 GmbH
Ferdinand-Jühlke-Str. 7
99095 Erfurt